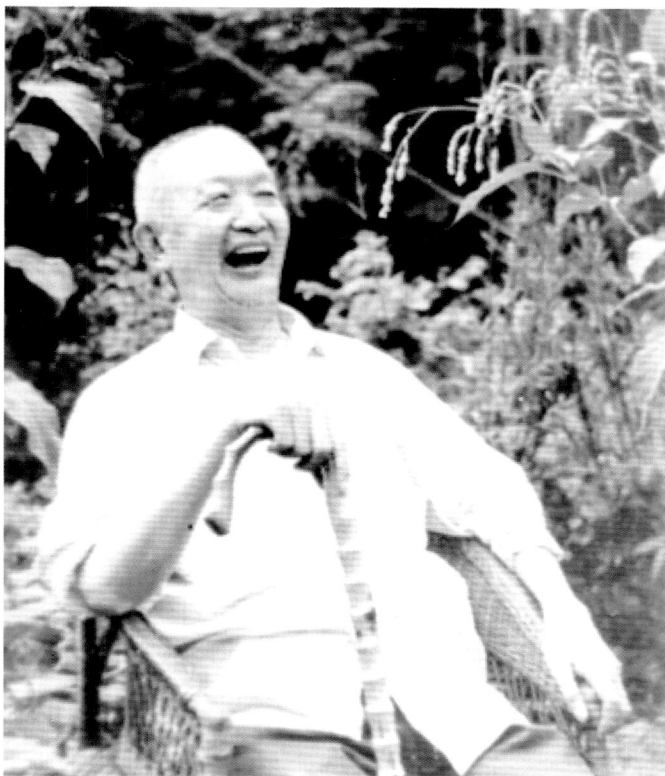

宋鹭冰生活照

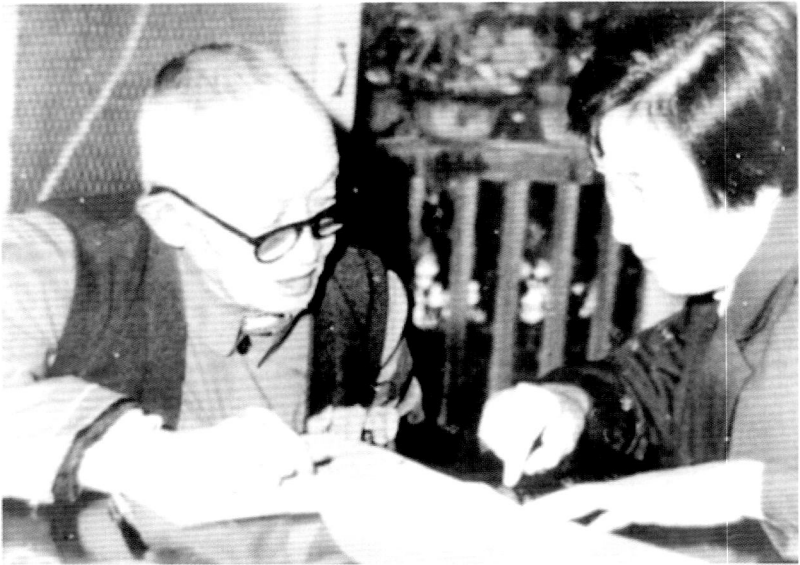

宋鹭冰与姚明春讨论问题

# 宋鹭冰

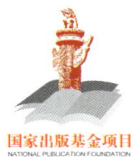

川派中医药名家系列丛书

冯全生

郭尹玲 主编

中国中医药出版社

·北 京·

**图书在版编目（CIP）数据**

川派中医药名家系列丛书.宋鹭冰/冯全生，郭尹玲主编.—北京：中国中医药出版社，2018.12（2021.5重印）

ISBN 978 – 7 – 5132 – 5014 – 6

Ⅰ.①川…　Ⅱ.①冯…　②郭…　Ⅲ.①宋鹭冰—生平事迹　②温病学说—研究　Ⅳ.① K826.2　② R254.2

中国版本图书馆 CIP 数据核字（2018）第 112622 号

---

**中国中医药出版社出版**

北京经济技术开发区科创十三街 31 号院二区 8 号楼
邮政编码　100176
传真　010-64405721
廊坊市祥丰印刷有限公司印刷
各地新华书店经销

开本 710×1000　1/16　印张 13.25　彩插 0.5　字数 223 千字
2018 年 12 月第 1 版　2021 年 5 月第 2 次印刷
书号　ISBN 978 – 7 – 5132 – 5014 – 6

定价　59.00 元
网址　www.cptcm.com

社 长 热 线　010-64405720
购 书 热 线　010-89535836
维 权 打 假　010-64405753

微信服务号　zgzyycbs
微商城网址　https://kdt.im/LIdUGr
官 方 微 博　http://e.weibo.com/cptcm
天猫旗舰店网址　https://zgzyycbs.tmall.com

如有印装质量问题请与本社出版部联系（010-64405510）

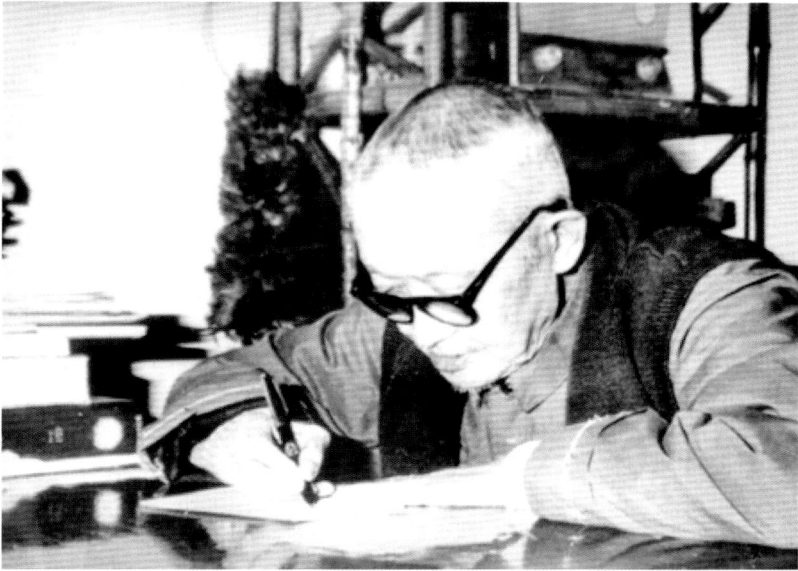

宋鹭冰撰写论文

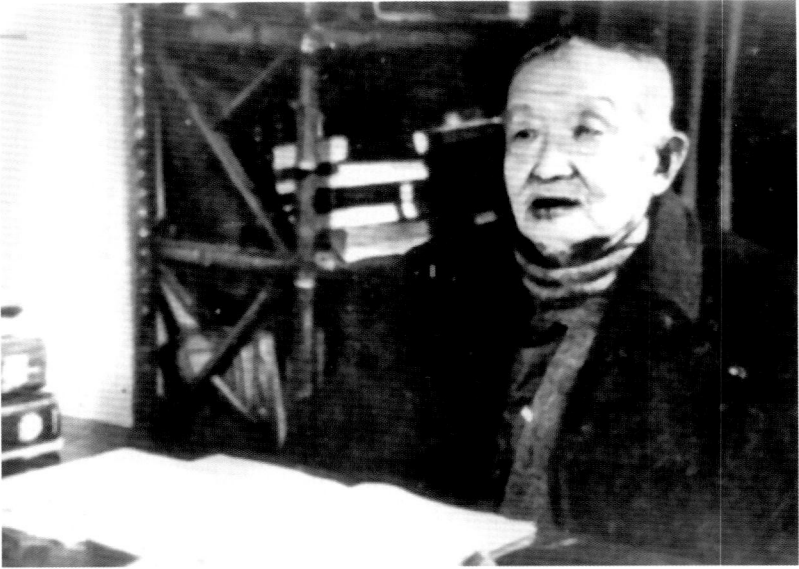

宋鹭冰在思考

# 总序————加强文化建设，唱响川派中医

四川，雄居我国西南，古称巴蜀，成都平原自古就有天府之国的美誉，天府之土，沃野千里，物华天宝，人杰地灵。

四川号称"中医之乡、中药之库"，巴蜀自古出名医、产中药，据历史文献记载，自汉代至明清，见诸文献记载的四川医家有1000余人，川派中医药影响医坛2000多年，历久弥新；川产道地药材享誉国内外，业内素有"无川（药）不成方"的赞誉。

## 医派纷呈　源远流长

经过特殊的自然、社会、文化的长期浸润和积淀，四川历朝历代名医辈出，学术繁荣，医派纷呈，源远流长。

汉代以涪翁、程高、郭玉为代表的四川医家，奠定了古蜀针灸学派。郭玉为涪翁弟子，曾任汉代太医丞。涪翁为四川绵阳人，曾撰著《针经》，开巴蜀针灸先河，影响深远。1993年，在四川绵阳双包山汉墓出土了最早的汉代针灸经脉漆人；2013年，在成都老官山再次出土了汉代针灸漆人和920支医简，带有"心""肺"等线刻小字的人体经穴髹漆人像是我国考古史上首次发现，应是迄今

我国发现的最早、最完整的经穴人体医学模型，其精美程度令人咋舌！又一次证明了针灸学派在巴蜀的渊源和影响。

四川山清水秀，名山大川遍布。道教的发祥地青城山、鹤鸣山就坐落在成都市。青城山、鹤鸣山是中国的道教名山，是中国道教的发源地之一，自东汉以来历经2000多年，不仅传授道家的思想，道医的学术思想也因此启蒙产生。道家注重炼丹和养生，历代蜀医多受其影响，一些道家也兼行医术，如晋代蜀医李常在、李八百，宋代皇甫坦，以及明代著名医家韩懋（号飞霞道人）等，可见丹道医学在四川影响深远。

川人好美食，以麻、辣、鲜、香为特色的川菜享誉国内外。川人性喜自在休闲，养生学派也因此产生。长寿之神——彭祖，号称活了800岁，相传他经历了尧舜夏商诸朝，据《华阳国志》载，"彭祖本生蜀"，"彭祖家其彭蒙"，由此推断，彭祖不但家在彭山，而且他晚年也落叶归根于此，死后葬于彭祖山。彭祖山坐落在成都彭山县，彭祖的长寿经验在于注意养生锻炼，他是我国气功的最早创始人，他的健身法被后人写成《彭祖引导法》；他善烹饪之术，创制的"雉羹之道"被誉为"天下第一羹"，屈原在《楚辞·天问》中写道："彭铿斟雉，帝何飨？受寿永多，夫何久长？"反映了彭祖在推动我国饮食养生方面所做出的贡献。五代、北宋初年，著名的道教学者陈希夷，是四川安岳人，著有《指玄篇》《胎息诀》《观空篇》《阴真君还丹歌注》等。他注重养生，强调内丹修炼法，将黄老的清静无为思想、道教修炼方术和儒家修养、佛教禅观会归一流，被后世尊称为"睡仙""陈抟老祖"。现安岳县有保存完整的明代陈抟墓，有陈抟的《自赞铭》，这是全国独有的实物。

四川医家自古就重视中医脉学，成都老官山出土的汉代医简中就有《五色脉诊》（原有书名）一书，其余几部医简经初步整理暂定名为《敝昔医论》《脉死候》《六十病方》《病源》《经脉书》《诸病症候》《脉数》等。学者经初步考证推断极有可能为扁鹊学派已经亡佚的经典书籍。扁鹊是脉学的倡导者，而此次出土的医书中脉学内容占有重要地位，一起出土的还有用于经脉教学的人体模型。唐代杜光庭著有脉学专著《玉函经》3卷，后来王鸿骥的《脉诀采真》、廖平的《脉学辑要评》、许宗正的《脉学启蒙》、张骥的《三世脉法》等，均为脉诊的发展做出了贡献。

昝殷，唐代四川成都人。昝氏精通医理，通晓药物学，擅长妇产科。唐大中年间，他将前人有关经、带、胎、产及产后诸症的经验效方及自己临证验方共378首，编成《经效产宝》3卷，是我国最早的妇产科专著。加之北宋时期的著名妇产科专家杨子建（四川青神县人）编著的《十产论》等一批妇产科专论，奠定了巴蜀妇产学派的基石。

宋代，以四川成都人唐慎微为代表撰著的《经史证类备急本草》，集宋代本草之大成，促进了本草学派的发展。宋代是巴蜀本草学派的繁荣发展时期，陈承的《重广补注神农本草并图经》，孟昶、韩保昇的《蜀本草》等，丰富、发展了本草学说，明代李时珍的《本草纲目》正是在此基础上产生的。

宋代也是巴蜀医家学术发展最活跃的时期。四川成都人、著名医家史崧献出了家藏的《灵枢》，校正并音释，名为《黄帝素问灵枢经》，由朝廷刊印颁行，为中医学发展做出了不可估量的贡献，可以说，没有史崧的奉献就没有完整的《黄帝内经》。虞庶撰著的《难经注》、杨康侯的《难经续演》，为医经学派的发展奠定了基础。

史堪，四川眉山人，为宋代政和年间进士，官至郡守，是宋代士人而医的代表人物之一，与当时的名医许叔微齐名，其著作《史载之方》为宋代重要的名家方书之一。同为四川眉山人的宋代大文豪苏东坡，也有《苏沈内翰良方》（又名《苏沈良方》）传世，是宋人根据苏轼所撰《苏学士方》和沈括所撰《良方》合编而成的中医方书。加之明代韩懋的《韩氏医通》等方书，一起成为巴蜀医方学派的代表。

四川盛产中药，川产道地药材久负盛名，以回阳救逆、破阴除寒的附子为代表的川产道地药材，既为中医治病提供了优良的药材，也孕育了以附子温阳为大法的扶阳学派。清末四川邛崃人郑钦安提出了中医扶阳理论，他的《医理真传》

《医法圆通》《伤寒恒论》为奠基之作，开创了以运用附、姜、桂为重点药物的温阳学派。

清代西学东进，受西学影响，中西汇通学说开始萌芽，四川成都人唐宗海以敏锐的目光捕捉西学之长，融汇中西，撰著了《血证论》《医经精义》《本草问答》《金匮要略浅注补正》《伤寒论浅注补正》，后人汇为《中西汇通医书五种》，成为"中西汇通"的第一种著作，也是后来人们将主张中西医兼容思想的医家称为"中西医汇通派"的由来。

## 名医辈出　学术繁荣

中华人民共和国成立后，历经沧桑的中医药，受到党和国家的高度重视，在教育、医疗、科研等方面齐头并进，一大批中医药大家焕发青春，在各自的领域里大显神通，中医药事业欣欣向荣。

四川中医教育的奠基人——李斯炽先生，在 1936 年创立了"中央国医馆四川分馆医学院"，简称"四川国医学院"。该院为国家批准的办学机构，虽属民办但带有官方性质。四川国医学院也是成都中医学院（现成都中医药大学）的前身，当时汇集了一大批中医药的仁人志士，如内科专家李斯炽、伤寒专家邓绍先、中药专家凌一揆等，还有何伯勋、杨白鹿、易上达、王景虞、周禹锡、肖达因等一批蜀中名医，可谓群贤毕集，盛极一时。共招生 13 期，培养高等中医药人才 1000 余人，这些人后来大多数都成为中华人民共和国成立后的中医药领军人物，成为四川中医药发展的功臣。

1955 年国家在北京成立了中医研究院，1956 年在全国西、北、东、南各建立了一所中医学院，即成都、北京、上海、广州中医学院。成都中医学院第一任院长由周恩来总理亲自任命。李斯炽先生继创办四川国医学院之后又成为成都中医学院的第一任院长。成都中医学院成立后，在原国医学院的基础上，又汇集了一大批有造诣的专家学者，如内科专家彭履祥、冉品珍、彭宪章、傅灿冰、陆干甫；伤寒专家戴佛延；医经专家吴棹仙、李克光、郭仲夫；中药专家雷载权、徐楚江；妇科专家卓雨农、曾敬光、唐伯渊、王祚久、王渭川；温病专家宋鹭冰；外科专家文琢之；骨、外科专家罗禹田；眼科专家陈达夫、刘松元；方剂专家陈潮祖；医古文专家郑孝昌；儿科专家胡伯安、曾应台、肖正安、吴康衡；针灸专家余仲权、薛鉴明、李仲愚、蒲湘澄、关吉多、杨介宾；医史专家孔健民、李介民；中医发展战略专家侯占元等。真可谓人才济济，群星灿烂。

北京成立中医高等院校、科研院所后，为了充实首都中医药人才的力量，四川一大批中医名家进驻北京，为国家中医药的发展做出了巨大贡献，也展现了四川中医的风采！如蒲辅周、任应秋、王文鼎、王朴城、王伯岳、冉雪峰、杜自明、李重人、叶心清、龚志贤、方药中、沈仲圭等，各有精专，影响广泛，功勋卓著。

北京四大名医之首的萧龙友先生，为四川三台人，是中医界最早的学部委员（院士，1955 年）、中央文史馆馆员（1951 年），集医道、文史、书法、收藏等于一身，是中医界难得的全才！其厚重的人文功底、精湛的医术、精美的书法、高尚的品德，可谓“厚德载物”的典范。2010 年 9 月 9 日，故宫博物院在北京为萧龙友先生诞辰 140 周年、逝世 50 周年，隆重举办了“萧龙友先生捐赠文物精品展”，以缅怀和表彰先生的收藏鉴赏水平和拳拳爱国情怀。萧龙友先生是一代举子、一代儒医，精通文史，书法绝伦，是中国近代史上中医界的泰斗、国学家、教育家、临床大家，是四川的骄傲，也是我辈的楷模！

## 追源溯流　振兴川派

时间飞转，掐指一算，我自 1974 年赤脚医生的“红医班”始，到 1977 年大学学习、留校任教、临床实践、跟师学习、中医管理，入中医医道已 40 年，真可谓弹指一挥间。俗曰：四十而不惑，在中医医道的学习、实践、历练、管理、推进中，我常常心怀感激，心存敬仰，常有激情冲动，其中最想做的一件事就是将这些中医药实践的伟大先驱者，用笔记录下来，为他们树碑立传、歌功颂德！缅怀中医先辈的丰功伟绩，分享他们的学术成果，继承不泥古，发扬不离宗，认祖归宗，又学有源头，师古不泥，薪火相传，使中医药源远流长，代代相传，永续发展。

今天，时机已经成熟，四川省中医药管理局组织专家学者，编著了大型中医专著《川派中医药源流与发展》，横跨两千年的历史，梳理中医药历史人物、著作，以四川籍（或主要在四川业医）有影响的历史医家和著作为线索，理清历史源流和传承脉络，突出地方中医药学术特点，认祖归宗，发扬传统，正本清源，继承创新，唱响川派中医药。其中，"医道溯源"是以民国以前的川籍或在川行医的中医药历史人物为线索，介绍医家的医学成就和学术精华，作为各学科发展的学术源头。"医派医家"是以近现代著名医家为代表，重在学术流派的传承与发展，厘清流派源流，一脉相承，代代相传，源远流长。《川派中医药源流与发展》一书，填补了川派中医药发展整理的空白，是集四川中医药文化历史和发展现状之大成，理清了川派学术源流，为后世川派的研究和发展奠定了坚实的基础。

我们在此基础上，还编著了《川派中医药名家系列丛书》，汇集了一大批近现代四川中医药名家，遴选他们的后人、学生等整理其临床经验、学术思想编辑成册。预计编著一百人，这是一批四川中医药的代表人物，也是难得的宝贵文化遗产，今天，经过大家的齐心努力终于得以付梓。在此，对为本系列书籍付出心血的各位作者、出版社编辑人员一并致谢！

由于历史久远，加之编撰者学识水平有限，书中罅、漏、舛、谬在所难免，敬望各位同仁、学者提出宝贵意见，以便再版时修订提高。

中华中医药学会　副会长

四川省中医药学会　会　长

四川省中医药管理局　原局长　　杨殿兴

成都中医药大学　教授、博士生导师

2015 年春于蓉城雅兴轩

# 程　序 ————————————————————————

宋鹭冰教授是我国知名的温病专家，成都中医药大学温病学科的创始人之一。对温病学说有深厚造诣，临床经验丰富，研究成果丰硕，桃李满天下，开创了巴蜀温病学派先河。

宋老一生坎坷。早年历经战火，颠沛流离；年富力强之时，又逢"文革"；后来昭雪平反，已年近耄耋。世事更迭，岁月流转，虽"身世浮沉雨打萍"，但宋老一生济人之志、大医之想矢志不移。

宋老生于清光绪三十二年（1905年）。幼蒙庭训，少习国学。青年时代接受新思想和科学知识的启蒙。曾考入四川省立外语专门学校（后并入四川大学外语系）学习，欲走"科学救国"之路。在这期间，开始接触并研习中医理论，最终与中医结下不解之缘。术成先在"韩康市"坐诊，后东出夔门，欲拜京师，因卢沟桥事变，折返重庆，行医于渝。1950年在三台县创办了该县第一个集体办医的"联合实验诊所"。1958年，宋鹭冰调入成都中医进修学校任教，后转入成都中医学院（今成都中医药大学）任教授，任教中医温病学及各家学说课程，1978年担任中医内科学专业硕士研究生导师。曾先后担任四川省中医学会常务理事及顾问，成都中医药大学学术委员会委员等职务。

我于1982年毕业于成都中医学院医学系并留校任教。由于对中医温病学的偏爱，加之家父当时受省卫生厅委托，创办了《四川医学》及《四川中医》医学杂志，多次向宋老约稿，对其学术思想及临床经验极为赞赏，又因两人对国学诗词的兴趣相投，惺惺相惜。于是我立志报考宋老温病学硕士研究生，在三年研究生学习期间，宋老一直是我的谆谆良师。当时他已年近 80 高龄，常年生病在家，精力不足，每当我登门求教时，宋老总是强撑病体，为我辨惑解谜。他当时心肺功能不好，言语表达费力，啜参汤以提气，仍然不厌其烦地给予辅导，使我终身难忘。

1985 年我研究生毕业时，宋老不幸去世。我成为他的关门弟子。当年在宋老追悼会上，家父代表《四川中医》敬挽联，悼宋鹭冰教授：

急公尚义，诺重千金，兰室亲暖通莫逆。

春风化雨，医宗一代，满门桃李悼师尊。

此联道出宋老一生好友、学生的心底之声。

我辈努力耕耘中医多年，谨得小成，深感中医入门易，精深难，成为一代苍生大医更是不易。故深深折服于宋老逆境自强，追求不止的精神。现在，《宋鹭冰》即将付梓，邀余作序，甚是高兴。希望通过本书能让更多中医学子了解宋老的温病学术思想及研习临床经验，将这份中医精华传递下去，为中医学的发展做出贡献。最后谨拙吟一首寄怀宋老兼贺本书出版。

### 怀宋老兼贺新编

恩师已逝三十年，往事历历在眼前。

炎夏挥巾苦施教，寒冬就火谨受言。

上穷岐扁下温病，解难释经学术渊。

教诲谆谆终生益，精编书稿留世传。

程式

记于美国丹佛

2016 年 6 月 25 日星期六

# 编写说明 ———————————————————————

　　本书编写按照四川省中医药管理局有关川派中医药名家丛书编写文件的精神和要求，力求全面展现宋鹭冰老先生精彩的学术人生，故编者以一颗崇敬之心，在内容上秉持求真求实的态度，力求做到言之有据，真实可信，思想总结客观公正，文辞朴实明快，期以准确的语言、清晰的逻辑管窥宋老的部分医术人生。本书关于宋老临证医案部分选自 1992 年四川科学技术出版社出版的《宋鹭冰温病论述及疑难杂症经验集》，特此说明并致谢！

　　在本书的编写过程中请教曾师承宋老的张之文、王大淳、葛师言等先生，他们为本书提供了宋老真实、丰富的资料和写作指导，一并感谢！最后，感谢四川省中医药管理局提供了这样一个平台和机会，使宋老的学术思想得以充分展示，使其临床经验得以传承和发展，使巴蜀温病学派医家的传承脉络更为清晰，学术特色更为彰显！

　　由于后学所掌握的先生留下的资料有限，对宋老学术思想的领悟或是冰山一角，仅此挂一漏万，敬请读者批评指正。

# 目　录

# 生平简介

　　宋鹭冰（1905—1985），字瑾瑜，生于光绪三十一年，四川省三台县潼川镇人。宋老生于战火年间，颠沛流离，但心怀济世救人之心，欲拯救劳苦大众于水火，毅然选择中医这条道路，毕其一生专研中医理论，尤其对温病颇有见解，并将其运用到临床以诊病疗疾，且对钩端螺旋体病的中医药治疗亦有开创性的成就。

## 一、千回百转，恪守中医

　　宋鹭冰幼时聪明好学，博识多通。少时，就读于潼川联合县立中学校（今三台中学），中学毕业后考入四川省外国语专门学校（现已并入四川大学外国语系）。时值帝国主义侵略中国，北洋军阀卖国图存之际，其受"科学救国"思想的影响，努力学习科学文化知识。在宋鹭冰心里，中医就是中华民族智慧的结晶，是祖先留下的文化宝藏，唯有继承创新、汲取精华才能将中华文明发扬光大。因此，在读书期间，其开始自学中医，熟读经典，博览中医名家学说医案，上自《内经》《难经》《伤寒杂病论》，下迄叶天士、薛立斋、吴又可、王清任各家，其皆有全面系统和深入的研究，并有独到的见解。

　　1933 年，宋鹭冰学成回乡，参加三台县中医医师资格考试，凭借其多年的临床积累和扎实的理论功底，以全县第一的成绩考取了行医执照，并于县城上南街"韩康市"中药铺坐堂行医。宋鹭冰临证施治毫无苟且，有理有法，常能药到病除，而且看病从不分富裕贫贱。宋鹭冰的仁心仁术很快就远播其他乡县，很多人慕名而来，"韩康市"渐渐与当地著名老字号药铺相比肩。

　　1937 年，对知识永不知足的宋鹭冰毅然决定远赴北京拜仰慕已久的萧龙友（三台县人）为师，继续深造。然而，至夔门，惊爆"七七事变"，抗战开始，旅途辗转，不能北上，然宋鹭冰从没忘记"大丈夫立于天地间，必造福百姓"的训言，遂折回重庆开业行医，决心利用所学知识，救民众于水火之中。因其医术高超，医德高尚，态度和蔼，收费低廉，故深受人们的敬仰，其诊所内，谢匾高悬，锦旗遍布，誉贯全城。国民党军政要员、外国使节也常强邀宋鹭冰为其治病。

1940 年，重庆遭到日军敌机袭击，时局动荡，行医艰难，宋鹭冰被迫回到三台县。1941 年，宋鹭冰任战时内迁三台的东北大学特约医师，与该校文学院丁山、孔德、金毓黻、陆侃如（金、陆两位教授先后任东北大学文学院院长）等结为密友，常在一起谈古论今，赋诗作词，抨击时弊。1942 年，东北大学提出倡办"草堂书院"，宋鹭冰积极响应，并为其选址。1943 年，该学院通过了国民政府教育部批准，成立了三台草堂国学专科学校（三年制），宋鹭冰赴渝力请当时重庆市市长李宏锟（三台柳池人）兼任该校董事会首任董事长，著名文学家蒙文通教授任校长，宋鹭冰受聘为该校校医。草堂国专在各界知名人士的赞助下，创办成功，并受到大众的好评。

中华人民共和国成立后，宋鹭冰任三台县实验联合诊所（现三台县中医院）主任兼县医务工作者协会副主任委员，同时被选为三台县历届人民代表大会代表，每受政府表彰，深得众望。

1956 年，宋鹭冰调入成都中医进修学校任教，后转入成都中医学院任教授，讲授中医温病学及各家学说课程，1978 年担任中医内科学硕士研究生导师。曾先后担任四川省中医学会常务理事及顾问，学院学术委员会委员等职务。

在"文革"时期，宋鹭冰被剥夺了授课权利，但他毫不屈服，继续致力于中医学术的研究，整理了中医病因病理学和自己的临床经验，为之后《中医病因病机学》的成书打下基础，对指导中医临床和教学颇有价值。党的十三届三中全会后，宋鹭冰沉冤得雪，重新登上了阔别已久的讲坛。

1985 年 12 月 11 日，宋鹭冰教授因病逝世，享年 80 岁。

## 二、春风化雨，润物无声

宋鹭冰教授一生育人无数，桃李满天下。每次授课前，他必会认真备课，充分研究教材的难点、疑点、重点，授课时语言简练生动，深入浅出，善于运用临床案例去讲解深奥难懂的经典条文。宋鹭冰教授不拘于考试形式，而在乎学生能力的培养，每多选择开卷考试的形式。宋老谙熟经典，临床常能随手引用，并要求学生深挖经典，融会贯通。在教学中，还因材施教，针对不同的学生制订不同的教学方案。对于研究生，宋老则注重培养他们独立思考和研究问题的能力。对于研究生的论文，宋老都会亲自审阅每一章节，并逐字逐句修改。现在他的大部分研究生已成为各单位的学术骨干，如葛师言、何德礼等。

## 三、博古通经，广播学术

宋鹭冰不仅医术精湛，而且学识渊博，爱好诗文，精通经史子集。"文革"结束后，宋鹭冰回忆其凶横之日，发出心中之慨，于1978年6月17日写下《贺新凉》："滚滚沉云黑，慨当年，群凶肆虐，愁思如织。可恨荒唐双估计，颠倒是非黑白，要世上人妖无别。白发书生空抱负，任凄凉，呕尽心肝血。追往事，何堪说。而今齐奋凌云笔，老中青，容光焕发，险关频克。春到人间冰雪解，唤起科研狂热。应记取，导师卓识：宝库如山勤掘采，是精金，莫当寻常铁。吸营养，扬糟粕。"

宋鹭冰结交甚广，常与医界、学界人士交流思想，研讨学术、临床诊疗之道，同邓铁涛、李重人、殷品之、万有生、米伯让、金寿山、熊寥笙、胡伯安等人交往甚笃，时相切磋。但宋老生平不爱拍照，每有人邀其合影都婉以拒绝，故留于后世相片较少。

## 四、功标青史，泽被后世

宋鹭冰教授曾应邀参与《温病学》教材第一、二版的编著，致力于钩端螺旋体病中医治疗的研究，取得了重大成果，著有《钩端螺旋体病的理论和方法》《钩端螺旋体病的中医辨证与治疗》《中医治疗瘟疫（钩体病）的临床总结》等论文。由其门人弟子记录整理的《宋鹭冰温病论述及疑难杂证经验集》一书，集中反映了宋老在温病学说和临证治疗上独到的学术见解及宝贵经验。宋老古稀之年，总结自己多年的经验，精心研制出"活力苏""虫草王浆饮"等补虚治损验方，经过研究后，已由药厂投产，并畅销全国。

宋鹭冰对中医经典、中医各家学说有极高的造诣，尤对伤寒、温病学说有深入研究，对文史及诗词等也见地颇深。宋鹭冰毕生临证 60 年，对内、妇、儿等各科杂症有丰富的经验，尤其擅长于外感热病、心血管病及老年病的治疗，对钩端螺旋体病的中医药治疗亦有开创性的成就，在医学界享有很高的荣誉。

宋鹭冰教授为人谦卑，广览众家，含英咀华，辨证精准，见识远卓，临证融汇众长，处方巧于化裁，每多匠心独运，出奇制胜。

临床经验

川派中医药名家系列丛书

宋鹭冰

# 一、医案

## （一）肺系医案

绍派伤寒名家俞根初提出，临床诊治四时感病，"表里双解，三焦并治，温凉合用，通补兼施者，最居多数"（《重订通俗伤寒论·六经治法》），而总结宋老治疗肺系疾病的特色，亦有此意。具体表现在以下四个方面：①对于外感疾病，宋老提出伏温由外感引发的道理，认为常见外感病多有里邪，抑或里虚相应。因此，辨证不仅要着眼于外邪，如风、寒、暑、湿、燥、火，同时也要关注患者素体的脏腑功能状态，如气血阴阳虚损，或是否有里邪相应，如痰、湿、瘀血等，常需化痰、利湿、活血，或扶助正气与解表并举，如此才能里通表和，速除其邪，表里双解。比如下列痰湿内蕴、表受风寒案中患者素体脾胃虚弱，痰湿内蕴，肺胃不清，外寒一袭，则寒邪与痰湿交混，壅阻气血而成诸证。例如治疗中半夏厚朴汤与葛根汤合用，一面理气化痰，一面辛温解表，俾里和表解则病痊。②治疗内伤疾病，注重恢复肺脏清虚灵动的状态。肺为清虚之脏，一有邪滞，如痰、湿、瘀血等，或者气阴亏损，则失其灵动之机，宣发肃降失其常度，易于变生喘咳等症。所以宋老在治疗此类疾病时，往往兼顾浊邪和津伤，扶正和祛邪同行，使邪浊得去，肺津得养，肺气宣降如常。如下列肺燥咳嗽案、肺阴亏损咽痛案中，患者既有肺脏津亏，又有痰热阻滞，针对这种津枯滞结的病局，宋老常养阴与化痰并行，如清燥救肺汤之麦冬、阿胶珠与瓜蒌、川贝母的配伍等，又如下列痰热瘀阻肺痈案中曹仁伯瘀热汤与千金苇茎汤的合用，化痰活血并举。③喘证的治疗提倡下气祛痰，肺肾同调。综观宋老治疗喘证的医案，编者体会到针对临床上喘咳日久的患者，往往既有肺肾亏损的一面，又有痰浊壅滞、肺气不降的特点，即喘证实在肺，虚在肾，所以宋老治疗喘证往往先予大剂降气除痰，稍佐补肾定喘之药治疗，后期则视其虚损之所在加以调补善后。如下列痰热阻肺、下元亏损喘证案，先拟清燥救肺汤加马兜铃、瓜蒌仁等肃肺化痰之品，待喘咳势缓后，则叠加紫菀、白前、款冬花、旋覆花等下气定喘之味，后期则重用枸杞、肉苁蓉、冬虫夏草、麦冬、补骨脂、杭巴戟、胡桃肉等补肾纳气，收到良好的疗效。④注重肺脏与其他脏腑的关系，特别是肺与脾、肺与肾的关系。脏腑之间，生理上互相滋生克制，病理上相互影响，一脏有病，往往迁及他脏，此即五脏一体观。因此，临床诊治疾病需要关注脏腑之间的联系，特别是关系密切的脏腑。比如生理上脾属土，肺属金，生理上脾气升清上归于肺，肺朝百脉，而精行诸经。而脾胃虚弱，痰湿内留，常可上逆犯肺，肺受邪郁，脾气亦常受阻，运化失健。所以常需肺脾同调，比如下列肺脾气虚鼻䘌案中，鼻塞、头重昏蒙虽由肺气不得宣通所致，但"九窍不和，皆属胃病"，患者亦有脾胃虚弱之证，故宋老以玉屏风配桂枝汤健运脾胃滋中，合苍耳子散加石菖蒲、辛夷辛温通窍，其效果甚捷。又比如宋老在治疗喘证后期的调养中，常以降气化痰与肺肾同补为法，即源于喘证中肺为气之本、肾为气之根，喘证日久常肺肾亏损的临床基础。以上举隅仅示宋老治肺之一端，其临床诊治的辨证考量、遣药变方的思路，即需读者细细琢磨，反复涵咏，方能有所得。

### 1. 痰湿内蕴，表受风寒案

李某，女，38 岁，成都中医学院职工。

【初诊】1983 年 5 月 26 日。5 日前受凉感冒，恶寒发热未解，复感咽喉肿痛，吞咽困难，白色黏痰壅塞喉间，咳吐不利，延及两侧及颈后疼痛，渐次颈项拘急，不能俯仰顾盼，痰不能出，口噤不张，头昏胀，全身酸痛，发热无汗（体温 37.6℃），胸闷脘痞，连日来仅进流质饮食少许，大便溏少，小便黄少，口干不能多饮。西医会诊为急性咽峡炎，并枕大神经炎。用青霉素、链霉素、地塞米松及封闭治疗等，未见好转。舌质红，苔白滑多涎，脉浮紧。

诊断：刚痉。

辨证：肺胃痰湿内蕴，复感风寒，表气不宣。

治法：解表散寒，宣肺化痰，增液疏筋。

方剂：葛根汤合半夏厚朴汤加生石膏。

药物：麻黄 3 克，粉葛 24 克，桂枝 6 克，白芍 10 克，生石膏 15 克，生姜 10 克，大枣 10 克，苏梗 10 克，法半夏 10 克，厚朴 6 克，茯苓 10 克，甘草 3 克。

【复诊】5 月 30 日。首剂服后入睡，全身得微汗，顿觉轻快，项强、咽痛减轻，痰涎大减。连服 3 剂，头颈活动自如，口开合如常，头身疼痛解除，唯背脊尚感不适；气短，口干，脘胀食少，便溏；舌苔薄白少津，脉缓和。

辨证：余邪留滞肌表，里气不和。

治法：疏表解肌，和中生津。

方剂：葛根汤加减。

药物：葛根 24 克，桂枝 10 克，白芍 10 克，天花粉 10 克，藿香 6 克，神曲 10克，黄芩 10 克，大枣 15 克，生姜 10 克，甘草 3 克。服 2 剂后，病愈。

**按语：**表里双解，是宋老治疗外感疾病的特色。患者素体肺脾气虚失运，痰湿内留，"上焦易壅，中宫少运"（《临证指南医案》），寒邪中于太阳之表，故恶寒，发热无汗，全身酸痛，经脉不利则颈项疼痛、拘急，不能俯仰顾盼，口噤不张。"太阳内部主胸中"（《重订通俗伤寒论》），"寒则泣不能流"（《素问·调经论》），迁延日久，痰湿蕴热化毒，阻于上焦，故咽喉肿痛，吞咽困难，白色黏痰壅塞喉间，咳吐不利，痰湿内停，中焦升降受阻，故胸脘闷胀，小便黄少，口干不能多饮；针对此内有痰湿蕴热阻滞、表受风寒之证，宋老以葛根汤散寒解表疏筋脉，半夏厚朴汤苦辛温以除内里痰湿，酌加石膏辛凉以清湿中之热，所以首服 3 剂即汗出表解，痰少内和，再予前方化裁 2 剂即病愈。

### 2. 秽湿内阻，表受风寒案

张某，男，26 岁，职工。

1979 年 2 月 16 日。恶寒微热，鼻流清涕，头昏乏力 5 天。自觉头重项强，全身紧束酸痛，背心及手脚心冷，口淡乏味，饮食如常，小便黄少，大便正常，舌质红，舌苔根部薄黄微腻，脉濡细。

诊断：感冒。

辨证：秽湿内阻下焦，表受风寒。

治法：解表散寒，除湿泄热。

方剂：羌活胜湿汤合二妙散加减。

药物：羌活 6 克，独活 6 克，藁本 10 克，连翘 10 克，苍术 10 克，炒黄柏4.5 克，蔓荆子 10 克，藿香 10 克，通草 6 克。

服 2 剂后，以米粥调理而愈。

**按语：**薛生白《湿热病》说："湿热证，恶寒无汗，身重头痛，湿在表分，宜藿香、香薷、羌活、苍术皮、薄荷、牛蒡子等味。湿热证，恶寒发热，身重关节疼痛，湿在肌肉，不为汗解，宜滑石、大豆黄卷、茯苓皮、苍术皮、藿香叶、鲜荷叶、白通草、桔梗等味。"本例患者恶寒微热，身痛，项强，鼻流清涕，属风寒伤表之证；头重，全身紧束而酸，背心及手脚心冷，脉濡细，舌根腻，系湿在肌表之证；舌质红，舌根部薄黄，小便黄少，为湿有化热之势；中焦湿热阻滞，脾胃运化少力，则口淡乏味。此为表受风寒，里湿素盛，湿渐化热，且留滞阳明之表而成，治宜辛温散寒，辛苦温以除湿，用羌活胜湿汤解在表之寒湿，二妙散加连翘、藿香、通草，清热利湿，使入里化热之邪从小便而解，俾表里分解，故取效若速。

### 3. 痰热交阻音哑案

汪某，男，48岁，峨眉电影制片厂美工。

【初诊】1980年9月16日。4个月前出差外地，旅途劳累，复淋雨受凉，咳嗽，咽干涩痛，逐渐发声嘶哑，继而失音，服解表、清热、润燥等中药及消炎药，感冒咳嗽虽好，但声音一直难出。来诊时咽中干燥，不咳嗽，有少量稠痰阻于喉中，用力咯之始能出，胸闷，口干不欲饮，苔薄白而干，脉浮紧。

诊断：喉瘖。

辨证：肺气郁痹，痰热津伤。

治法：宣肺开闭，润燥化痰。

方剂：三拗汤合玄麦甘桔汤加味。

药物：麻黄绒3克，射干10克，苦桔梗10克，杏仁10克，石菖蒲4.5克，麦冬10克，玄参15克，紫菀10克，诃子10克，川贝母10克，瓜蒌霜12克，甘草3克。

【二诊】9月26日。服上方6剂后，病情显著好转，声音已出，然咽干涩痛，沙哑不润，不能多言；喉中黏痰轻易咯出，微咳；胸闷消除，舌苔微腻，脉滑。

辨证：痰热阻滞，肺失宣肃。

治法：清肺化痰，止咳肃肺。

方剂：贝母瓜蒌散合玄麦甘桔汤加减。

药物：法夏10克，陈皮10克，黄芩10克，瓜蒌霜10克，海蛤粉18克，山豆根10克，马兜铃10克，川贝母10克，玄参15克，桔梗10克，甘草 4.5 克。

再服上方 6 剂，声音完全恢复，咳嗽止，痰亦少，咽喉已无不适，停药告愈。

**按语：**寒凉外袭，治宜辛温；温暑上犯，法应清凉。患者为风寒所伤，本宜辛温，则邪从表散，却用清热、润燥之品，使邪气胶结，肺津被伤，肺气被郁，津停痰生，壅阻肺脏，金实不鸣，故生喑哑。肺气痹郁，痰热内留，故胸闷，有少量稠痰阻于喉中，用力咯之始能出。津液被伤，则咽中干涩，口干，苔白干。显属肺气郁痹、痰热津伤之证。故宋老初诊以麻绒、射干、桔梗、石菖蒲辛以开闭；川贝母、瓜蒌霜化痰；玄参、麦冬甘寒养阴；肺气被邪浊壅闭不得开发，但亦不可一味宣达，还需升降相应才能恢复肺的功能，故再佐入紫菀、诃子以开降肺气。故首诊即肺开音出，二诊则主以清肺化痰而收工。此案典型地体现了治肺当注重宣发肃降相应，不可一味开宣，也不能大剂敛降，俾有宣有降，肺的功能才能正常。

### 4. 痰热瘀阻肺痈案

胡某，男，成年，工人。

**【初诊】**1981 年 4 月 6 日。患支气管扩张，出血数次，每次多达 500mL 左右，并患结核性胸膜炎，胸膜粘连，以及糖尿病多年（目前"三消"症状已不明显），血糖升高，尿糖（+++）。今春以来咳嗽加剧，咳吐大量黄臭脓痰，质稠黏，气味腥臭，并多夹杂血液。西医检查为肺脓疡，住院治疗一月，疗效欠佳，遂出院转中医治疗。诊时咳吐脓血痰甚多，口腥臭，腰膝软弱，气短神倦，眠差，大便干，小便黄，夜尿多。苔黄厚腻，舌质红，脉细数。

诊断：肺痈。

辨证：痰热壅阻，肺络受损。

治法：清热解毒，化瘀排脓。

方剂：千金苇茎汤合瘀热汤加味。

药物：芦根 30 克，薏苡仁 24 克，冬瓜仁 24 克，桃仁 6 克，旋覆花 10 克，降香 4.5 克，枇杷叶 10 克，青葱管 3 节，蕺菜 30 克，丹皮 10 克，瓜蒌仁 15 克。

咳嗽气紧加苏子、葶苈子、马兜铃、紫菀；痰稠黏加青黛、海蛤粉；血多加茜根、黄连、阿胶珠，连服 20 余剂。

【二诊】5 月 25 日。脓血大减，排痰较利，咳嗽、胸肋疼痛及吐痰腥臭均减轻，午后寒热消除，垢腻苔消退过半，舌边尖仍红。

辨证：肺肾阴亏，痰热胶结。

治法：补益气阴，排脓解毒。

方剂：百合固金汤加减。

药物：潞党参 24 克，广百合 24 克，生地黄 18 克，炒知母 10 克，冬瓜仁 10 克，白及 10 克，蕺菜 30 克，薏苡仁 30 克，芦根 30 克，仙鹤草 20 克，桔梗 10 克，紫菀 10 克，甘草 6 克（10 剂）。

【三诊】病情大减，胸痛轻微，痰中已基本无血，腥臭味少，稠痰转为稀薄，精神恢复，气力增加。眠差，口干，苔薄腻，脉细软。

辨证：气阴两虚，痰湿内留。

治法：培土生金，益气养阴。

方剂：沙参麦冬汤加味。

药物：苏条参 18 克，麦冬 10 克，百合 18 克，怀山药 18 克，白及 10 克，川贝母 10 克，炒扁豆 10 克，茯苓 10 克，玉竹 10 克，甘草 3 克。

此后未再来复诊。

**按语：**患者素秉肺肾阴亏之体，又着痰热壅阻、气血腐败成脓，正虚邪实之证，治疗颇为棘手，若早进补益，必助邪资寇，故初诊全力清邪，无粮之师，利于速战故也。宋老先用苇茎汤和瘀热汤加减以化痰活血以治肺实。其中，曹伯仁瘀热汤是治疗热瘀肺络咳血之良方（药用旋覆花、新绛、芦根、枇杷叶、葱管、郁金），柳宝诒说："五味瘀热汤治瘀热内阻，化火刑金，不去其瘀，病经久不愈，此为先生独得之秘。"再合千金苇茎汤清热排脓，通络宁血，则邪去瘀消，加减服用 20 余剂后病症大减。二诊时痰瘀之实减轻，肺肾亏损之本显露，故合用百合固金汤以培本托邪。《杂病源流犀烛》说："肺痈，热极而成病……皆缘土虚金弱，不能生水，阴火烁金之败症也，补脾亦是要着。"故三诊时当脓血减少，胸痛减轻后，即增入益气养阴之品，以培土生金收功。

### 5.痰湿阻肺婴儿流注案

童某，女，70 天。

【初诊】1979年6月6日。患儿右上臂内侧有一大3cm×10cm×1cm扁平包块，伴低热2月余。西医诊断为皮下脂肪坏死，经用青、链霉素及红、氯霉素治疗无效，前来诊治。

查右上臂内侧包块质中度硬，肉界清晰，皮色未变，局部温度不高，伴低烧（37.5～37.8℃），睡眠露睛，时干呕，多痰涎，睡中时惊哭，舌苔厚腻，指纹沉滞不显。

诊断：痰注。

辨证：肺胃不降，痰湿阻肺。

治法：肃肺祛痰，和胃止呕。

方剂：银翘散加减。

药物：金银花10克，连翘6克，化红4.5克，胆星1.5克，白芥子3克，马兜铃4.5克，大力子3克，枇杷叶4.5克，竹茹6克，通草1.5克。

【二诊】6月11日。服药一剂后，吐痰涎甚多，服2剂后，体温降至正常。舌苔转薄，二便正常。但睡中时惊哭，右上臂内侧包块未见明显变化。

辨证：胃气失和，痰湿阻滞。

治法：祛痰和胃通络。

方剂：温胆汤加减。

药物：化红皮4.5克，法夏曲4.5克，白芥子3克，胆星1.5克，竹茹6克，郁金4.5克，丝瓜络10克，桑枝10克，炒麦芽6克（4剂）。

【三诊】6月18日。药后诸症均减，包块缩小，大便较溏。

辨证：脾虚不运，余邪留滞。

治法：调理脾胃，兼清余邪。

方剂：沙参麦冬汤加减。

药物：沙参10克，白扁豆10克，白芍10克，甘草1.5克，黄连3克，木通1克，焦山楂4.5克，炒谷芽10克，竹茹10克，甘草3克（3剂）。

经追询，药后低烧未复发，包块渐缩小，质地变软。

**按语**：痰注。《丹溪心法》云："百病多有夹痰者，世所不知，人身中有结核，不痛不红，不作脓，痰注也。"脾为生痰之源，肺为贮痰之器。肺脾气弱之人，常蕴痰浊，痰浊流滞经络，阻滞气血，故生痰注，郁滞日久生热，故低热持续；

干呕，吐痰涎，舌苔厚腻，指纹沉滞不显，是痰湿内阻、肺胃不能和降之证。痰湿壅阻日久化热，少火化为壮火，引动相火则睡眠露睛，扰及心神则惊哭。总由肺胃不降、痰湿阻肺所致，治宜肃肺、祛痰、和胃，故宋老以银花、连翘、牛蒡子、枇杷叶、马兜铃辛凉微苦之剂宣降肺胃之气，清热泄邪；以化红、胆星、白芥子、竹茹清化痰热，兼以和胃止呕；通草既可通络，又可利湿，导邪下出。俾痰湿一去，邪热得有出路，故2剂低热退去，即去辛凉之银花、连翘，而主以和胃、化痰、通络为法，包块缩小。但患儿毕竟素性脾胃虚弱，不耐攻伐，所以出现大便溏薄，宋老深恐胃气受伤，生化乏源，故以沙参、扁豆等甘寒养胃、甘淡实脾之品以调理脾胃，以芍药甘草汤养阴柔肝，再予黄连温胆汤加减以和胃化痰除湿，缓缓以图为善后。

### 6. 痰热阻肺，下元亏损喘证案

周某，男，50岁，某大学教师。

【初诊】1980年3月12日。半年前因感冒受凉起病，曾连续剧烈咳嗽达10天，头昏眼花，彻夜不能眠，经入院治疗缓解。患者素体尚壮实，自罹此疾，咳嗽常作，体质大亏。1980年元月又发作，咳喘剧烈，气紧，胸满，稠痰难出。西医诊断为慢性喘息型支气管炎，以西药治疗无效，服中药麻黄汤、小青龙汤等亦无好转，又有医者建议使用大量麻黄浸酒揉搓胸部，均未效，遂来就诊。证见咳嗽，气紧，喘促，尤以午后5～8时加重，痰少，咳则大汗淋漓，喘促不能平卧，难以缓解。前胸闷痛，鼻塞咽干，动则发热汗出，纳差倦怠。舌质微红，苔少，脉虚弦。

诊断：喘证。

辨证：肺金燥热，痰热胶结。

治法：清金润燥，化痰解毒。

方剂：清燥救肺汤加味。

药物：白晒参4.5克，麦冬10克，马兜铃10克，牛蒡子10克，黄芩12克，桑白皮10克，瓜蒌仁10克，川贝母10克，生石膏24克，杏仁10克，枇杷叶10克，甘草3克。

【二诊】服药6剂，咳喘之势松缓，唯日暮时喘息，胸闷。前方去石膏、黄芩，加旋覆花、白前根、枸杞、紫石英等，再服6剂，即咯痰顺畅，咳嗽轻微，气紧喘息发作时间已短暂，喉间已无鸣响，痰液减少。

辨证：余邪留滞，肾不纳气。

治法：肃肺化痰，固肾纳气。

方剂：清燥救肺汤加减。

药物：紫菀10克，白前10克，冬花10克，旋覆花10克，川贝母10克，枸杞18克，肉苁蓉10克，虫草10克，麦冬12克，北五味10克，补骨脂12克，杭巴戟12克，枇杷叶10克，胡桃肉3个。

此方服用100余剂，同时适量吞服人参（栽种参）细小颗粒，调治月余，气喘、胸闷、咳嗽等均消除，一年来病未再发，逐渐康复。

**按语：** 赵守真在《治验回忆录》中说："（喘）证为浊邪泛于上，真阳衰于下，乃上盛下虚之危候，固当以降浊扶阳为治。若专事祛痰、顺气以治上，则足以伤正而损阳；若温阳补肾以治下，则有痰结闭脱之可虞。"喘证往往实在肺，虚在肾，所以临床治疗当细审肺肾两脏之轻重缓急，治疗当有所侧重。本案初诊喘咳痰少、胸闷气紧、鼻塞咽干，为痰热胶结、肺津受伤之证，故先以清燥救肺汤加减，养阴润燥，清热祛痰，肃肺降气，取效后则重加紫菀、白前、冬花、旋覆花降气化痰，以虫草、枸杞、肉苁蓉、补骨脂、杭巴戟、胡桃肉补肾固本，纳气平喘，再佐枇杷叶肃肺以平喘，五味子酸敛以摄纳肾气平喘，故取效。方中用王孟英之法，人参不入煎剂，而以颗粒吞服，取其缓缓发挥药力，而无滋凝痰浊之弊，亦取甚效。

### 7. 肺燥咳嗽案

刘某，男，40岁，技术员。

**【初诊】** 1981年1月5日。患者身体素壮，1977年因偶感风寒，咳嗽连作，经月不愈，咳痰黏稠难于咯出，白日甚而夜晚入眠即止，遇冷则加剧。自服牛黄解毒丸和上清丸，咳嗽有减，以后每发即服此二药，服则咳嗽缓解。1980年5月，突然鼻衄不止，出血甚多，服中药大承气汤数剂，连泻70余次，出血始止。以后常有咳嗽，大便干燥难解，时口鼻干燥或疼痛，咳甚则鼻血不止。患者自认为"火重"，长期服用清热泻火药及前述成药，病情延续，时有反复。近来因感冒而咳嗽又剧，痰少，咽干，唯恐又酿成鼻衄，服大量牛黄丸等，咳不稍减，且颜面潮红，心胸烦闷懊恼，时心中动悸，脘中嘈杂，大便困难，三日一次，口渴尤甚，饮水每日多达 4 ～ 5 瓶（2000mL 水瓶），而小便仍黄少。舌质红，苔白干而少，脉两手浮弦细数。血象、肺、支气管和鼻腔检查，均未发现异常，血糖亦属正常。

诊断：咳嗽。

辨证：肺肾阴虚，燥热灼肺。

治法：润肺清金，肃肺化痰。

方剂：清燥救肺汤加减。

药物：西洋参 4.5 克，麦冬 10 克，阿胶珠 10 克，知母 10 克，生石膏 24 克，黄芩 10 克，马兜铃 10 克，桑叶 10 克，牛蒡子 10 克，杏仁 10 克，桑白皮 10 克，黑芝麻 10 克，地骨皮 10 克，甘草 6 克（4～6 剂）。

【二诊】1981 年 1 月 16 日。服药 6 剂，咳嗽止，大便通畅，心烦及胃中嘈杂感顿然消除，精神佳，口有津液，饮水接近正常。鼻中仍干燥，颜面时潮热，小便黄少，舌质红，苔中心薄黄，脉弦细有力。

辨证：肺肾阴虚，燥热灼肺。

治法：润燥清金，肃肺化痰。

方剂：清燥救肺汤加减。

药物：白晒参 4.5 克，北沙参 24 克，麦冬 10 克，阿胶珠 10 克，生石膏 24 克，知母 12 克，牛蒡子 10 克，马兜铃 10 克，杏仁 10 克，地骨皮 12 克，黑芝麻 10 克，丹皮 10 克，茅根 30 克，枇杷叶 12 克，甘草 6 克。

连服 10 剂后，诸症悉减，咳、衄未作，二便正常，继嘱以六味地黄丸早晚服用，病未再发。

**按语：**肺为清虚之脏，喜润恶燥，外邪中伤，肺气失于宣降，邪浊内留，郁而化热，或者误用苦寒温燥之品，均能化燥灼伤肺津，变生喘咳痰嗽之证。此案患者原系外感风寒，郁而化热，本当清散为治，却肆用苦寒之品，苦味入心，其化以燥，一误再误，终至燥郁之火内熏，肺络受伤，日久累及于子，肾精亦损。肺经燥热，则咳嗽、胸闷、咽干、少痰。阴虚火旺则心烦懊憹，心中嘈杂。肺精日损，肾精亦亏，阴虚火旺则颜面潮红，口渴便干。一派肺肾阴伤火旺之证。宋老即选用喻氏清燥救肺汤以清肺热、润肺燥，加入泻白散之地骨皮，清金润燥，肃肺宁血，治中肯綮，故有桴鼓之应，后以六味地黄丸善后，亦取金水相生之意，妥于善后。

### 8. 肺阴亏损咽痛案

蔡某，男，42岁，峨眉供销社干部。

【初诊】1973年6月4日。咽干喉痛，失音5年，伴胸闷心烦，鼻阻，轻度恶寒发热，咳吐黏痰。苔白腻，舌质红，脉浮滑，沉取虚细微数。

诊断：喉瘖。

辨证：湿痰化燥，寒邪束滞，肺气痹郁。

治法：散寒除痰，养阴生津。

方剂：《千金》麦门冬汤加减。

药物：蜜麻绒3克，生地黄12克，麦冬15克，玄参15克，苦桔梗10克，细辛3克，北五味6克，化红6克，石菖蒲3克，胆南星6克，甘草3克。

【二诊】6月6日。服上方2剂后，已能发出语音，咽痛、胸闷、心烦鼻阻、恶寒发热等症状消除。仍喉咽干，咳吐黏痰，舌脉同前。

辨证：燥痰阻滞，咽喉失润。

治法：润肺化痰，养阴生津。

方剂：玄麦甘桔汤加味。

药物：广玄参12克，生地黄15克，瓜蒌霜10克，海浮石18克，甜杏仁10克，苦桔梗6克，北细辛10克，石菖蒲10克，麦冬10克，川贝母10克。

【三诊】6月20日。服上方8剂后，诸症若失，但又头昏眼花，舌质微红。六味地黄丸三盒善后，此后悉服此药而得愈。

按语：《素问·经脉别论》云："饮入于胃，游溢精气，上输于脾，脾气散精，上归于肺，通调水道，下输膀胱，水津四布，五经并行。"水谷入于胃中，赖脾以运化升清而上输于肺，再由肺的宣发肃降功能将水谷精微敷布全身，其中的水饮再由肺经三焦而下输于膀胱以蒸腾气化。痰湿久蕴而化热则伤津，寒邪束肺，肺气痹郁，清窍失于宣通，故失音、鼻塞、胸闷，痰热内蕴而伤津液，故咽干喉痛、咳吐黏痰，舌质红、苔白腻、脉浮滑亦是痰热津伤之征。故初诊宋老用《千金》麦门冬汤化裁，以麻绒、细辛辛温宣通肺窍；化红、菖蒲、胆星、桔梗清热化痰止咳；生地黄、麦冬、玄参甘寒养阴清热。服药 2 剂则肺气得开，已能发出语音，咽痛、胸闷、心烦鼻阻、恶寒发热等症消除。二诊即去开肺之麻黄，而重在消痰养阴，宣降肺气。三诊时，肺寒已散，肺气得开，但邪浊阻滞肺经日久，金不生水，故肾精亦少，故邪浊祛后，正虚显露，故着力扶正，六味地黄丸滋养肾阴，多服收功，肾精足则发声有根矣，正如《仁斋直指方》说："肺为声音之门，肾为声音之根。"

### 9. 心肺阴伤胸闷案

周某，女，50 岁，成都市某厂工人。

【初诊】1980 年 11 月 10 日。1 个月前患大叶性肺炎，在某医院经中西药治疗控制感染后出院。就诊时自诉胸部闷胀不舒，气短，神疲，头昏，心悸，失眠，痰黏稠，咳唾不爽，鼻燥，口干不欲饮。胃脘嘈杂，饥不欲食。舌质红，苔微黄腻，脉细数无力。

诊断：胸痞。

辨证：痰热内阻，气阴两伤。

治法：益气养阴，清化痰热。

方剂：沙参麦冬汤加减。

药物：沙参 18 克，麦冬 10 克，桑叶 10 克，枇杷叶 10 克，川贝母 10 克，瓜蒌 10 克，冬瓜子 10 克，牛蒡子 6 克，枣仁 10 克，百合 18 克，怀山药 18 克（4 剂）。

【二诊】11 月 15 日。病人胸部闷胀减轻，近复感冒，头痛昏重，项强，咳嗽痰白，口淡，舌苔黄腻，脉浮数。

辨证：气阴两虚，痰热内留兼湿热外袭。

治法：益气养阴，清热化浊。

方剂：沙参麦冬汤加减。

药物：沙参 24 克，麦冬 10 克，马兜铃 10 克，阿胶珠 10 克，牛蒡子 6 克，川贝母 10 克，枇杷叶 10 克，甘草 3 克，白蔻壳 1 克，滑石 10 克（4 剂）。

【三诊】11 月 21 日。咳嗽减，头昏项强等症消除。但两胁胀满，口干咽燥，心悸寝汗，腰脊酸胀，下肢软弱无力。舌质红，苔薄黄腻。

辨证：肺肾阴虚，肝旺乘肺。

治法：养阴润燥，滋肾疏肝。

方剂：一贯煎加味。

药物：沙参 18 克，麦冬 10 克，枸杞 18 克，生地黄 12 克，炒谷芽 12 克，炒麦芽 12 克，竹茹 10 克，柏子仁 10 克，黄连 3 克，炒川楝子 10 克，香附 15 克，当归 10 克（4 剂）。

【四诊】11 月 28 日。咳止，下肢已觉有力，胃能纳食。但口干，胃脘嘈杂而空，倦怠，动则心悸。舌苔薄，脉细微数。重予初诊方。

【五诊】12 月 5 日。心悸缓，纳食增，余症减轻，唯劳累不胜，舌质淡红，脉细弱。

辨证：气阴不足。

治法：益气养阴。

方剂：沙参麦冬汤合一甲复脉汤加减。

药物：广百合 24 克，潞党参 18 克，玉竹 10 克，炒知母 6 克，麦冬 10 克，怀山药 18 克，枣仁 10 克，炒麦芽 12 克，牡蛎 18 克，生地黄 12 克，阿胶 10 克，甘草 6 克（4 剂）。

**按语：**心肺同居上焦，邪热壅滞，不独肺之气阴受戕，气机阻滞，而生气短、神疲，胸部闷胀不舒，痰黏稠，咳唾不爽，鼻燥等；心之气阴亦受克伐，故头昏，心悸，失眠；痰热内扰肺胃，故口干不欲饮，胃脘嘈杂，饥不欲食。舌质红，苔微黄腻，脉细数无力，亦是气阴亏虚、痰热内留之象。宋老首诊取《温病条辨》沙参麦冬汤加味，以沙参、麦冬养肺阴，贝母、冬瓜子、牛蒡子利气豁痰，桑叶、枇杷叶清宣肺气，枣仁、百合、玉竹、阿胶等养心安神而取效。然肺热日久，子盗母气，胃津亦伤，胃脘嘈杂，知饥不食，加怀山药、谷芽、麦芽甘寒养阴，甘淡实脾。肺津受损，肝气来侮，肺气不利，故两胁胀满，故后又佐以川楝子、香附疏肝理气。金水相生，肺虚不能输津滋肾，故腰脊酸软、下肢无力等，酌加生地黄、知母、天冬等味滋肾清金善后。《素问·咳论》云："五脏六腑皆令人咳，非独肺也。"咳嗽如此，胸闷、喘息等症亦如此，所以临证勿执定见，要在整体辨证，灵活权变。

### 10. 肺脾气虚鼻鼽案

喻某，女，19岁，大学生。

【初诊】1980年3月17日。主诉患头痛鼻塞两年多，西医检查为慢性鼻窦炎。曾手术治疗及服中、西诸药，均无效。易感冒，长期鼻阻，初起多脓涕，近半年转为清涕，量多，前额昏重胀痛，每值上午10时至中午增剧，头痛欲裂，昏沉欲闭目，无法坚持上课学习，伴耳鸣，自汗，动则汗出更甚，背常恶寒，手足欠温、体倦、纳差，多梦易醒。舌苔薄白，舌质淡而边有齿痕，脉细缓无力。观前所服中药，多为辛凉通窍、苦寒泻火、凉血解毒之剂。

　　诊断：鼻鼽。

　　辨证：肺脾气虚，邪害清窍。

　　治法：益气健脾，疏风通窍。

　　方剂：玉屏风散合黄芪建中汤、苍耳子散加减。

　　药物：黄芪18克，潞党参24克，焦白术10克，桂枝10克，防风10克，白芍10克，细辛3克，白芷4.5克，苍耳子10克，辛夷10克，石菖蒲10克，羌活6克，薄荷3克，甘草3克。

【二诊】3月24日。服上方4剂后，全身出微汗，感觉舒畅，前额昏痛减轻，头目较前清爽，鼻阻大减，仅中午时尚有此症，睡眠亦较安稳，口干，时自汗，清涕仍多。

　　辨证：肺脾气虚，邪害清窍。

　　治法：益气固肺，疏风通窍。

　　方剂：玉屏风散加味。

　　药物：潞党参10克，黄芪18克，焦白术10克，藁本6克，石菖蒲6克，细辛3克，川芎6克，黄芩6克，防风10克，当归10克 甘草3克。

【三诊】4月5日。服上方8剂后，诸症明显好转。头额痛止，仅有重滞感，鼻阻通，清涕减，口不干苦，肢冷、背寒、自汗等症均减。苔薄白，质淡，脉缓但较前有力。

　　辨证：肺脾气虚，余邪滞窍。

　　治法：补益脾肺，疏风通窍。

　　方剂：黄芪建中汤合玉屏风散加味。

药物：黄芪 18 克，焦白术 10 克，防风 10 克，白芷 6 克，苍耳子 10 克，甘草 6 克，生姜 10 克，大枣 4 克，饴糖 30 克。

配合补中益气丸，早晚各服 10 克。

患者坚持服药一月，头痛、鼻阻、自汗、肢冷、恶寒等症全部消除，精神健旺，眠食俱佳，自觉精力充沛，已能胜任紧张之学习。

**按语：**张石顽说："鼻渊、鼻鼽当分寒热，若涕浓而臭者为渊，属热，清凉之药散之；若涕清而不臭者为鼽，属虚寒，辛温之剂调之。若因饥饱劳役所伤，脾胃生发之气不能上升，邪害孔窍……宜养脾胃，使阳气上升，则鼻通矣。补中益气汤加辛夷。"本例患者体倦，自汗，动则加重，手足欠温，背微恶寒显系肺气虚寒，卫表不固；纳差，舌淡，脉弱，为脾气虚弱。肺脾气虚，清阳不能上荣头面诸窍，加之邪风外袭，故头额昏重，鼻塞流涕，耳鸣。故宋老即以玉屏风散合黄芪建中汤益卫固表，"高颠之上，唯风可达"，故予苍耳子散合细辛、羌活、防风、石菖蒲等辛温风药散寒通窍。俾清气升，风邪祛，故头面得养，诸症得减。后以补中益气汤和黄芪建中汤补气升阳、益气固表的基础上酌加苍耳子、白芷等辛温通窍之味久服以收工。

## （二）心系医案

体用同调、营卫并治是宋老治疗心系疾病的一大特色，诚如《难经·十四难》云："损其心者，调其营卫。"心血的运行需要心阳的鼓动，心阳的功能如常又需心血的涵养和摄纳。心血不足，心阳浮越，迫津外泄，则见自汗、盗汗，神失涵养受扰则心烦、失眠、梦呓；心阳不足，血行无力，瘀滞胸中，清气不能旋转，则胸闷、胸痛、心悸、怔忡，周身失养，则见肢麻木、肩颈疼痛等症。宋老治疗此类疾病往往营卫同治，既照顾营血的亏损和瘀滞，又重视心阳的不足和亢旺，最终达到"阴平阳秘"的治疗目的，俾气血相和，则病自愈。这一特色突出表现在宋老对如炙甘草汤、生脉散和桂枝加葛根汤等的使用上。

炙甘草汤，方出《伤寒论》，主治气血亏损所致的"脉结代，心动悸"症。宋老在临床中对该方的使用独有新意，如其谓："盖炙甘草汤专治'脉结代，心动悸'之心阳不足、阴血虚耗一证，此方之妙，一在药味剂量须重用君药炙甘草，生地则择大而质优者（大圆支），以取阳生阴长之意，桂枝通心阳用量宜少，再以枣仁易麻仁；二在温通心脉，必合白酒，以助药力。前医未谙剂量之由，亦未用白酒，因而效差。"据其自述可知，宋老治疗此类疾患，既重视滋养阴血，亦关注阳气之运用，气血阴阳同调，案例则表现在下列气血亏虚心悸案中。

生脉散常被宋老用来治疗心之气阴两亏，特别是阳气浮越的疾病，如下列气阴两亏脱证案，取人参甘温益气，麦冬甘寒养阴，配以酸甘而温的五味子，益心阴、敛心阳、宁心神，可谓体用兼顾。

桂枝加葛根汤是宋老治疗心系疾病的一大创举，将张仲景治疗风寒柔痉之方变换成通心气、逐瘀血、和心脉的方剂，临床用于心阳不足、心脉瘀阻之胸闷、心悸、胸痛，伴有肩颈部疼痛不适等症，疗效确切，如下列胸阳不振、心脉凝涩胸痹案。

宋老是温病名家，临床善于治疗温热重症。其中，注重透热转气是宋老治疗热邪入营血的特色。热邪不得从外解，可径传营血，而致营热阴伤。清营热、养营阴自是必不可少。但营热有外达之机，如何使营热透泄于外，即透热转气，亦是治疗的关键。编者体会宋老透热转气的思想包括两个方面：一是养阴泄热以安营，二是除障开路以和气，二者相辅相成，共同完成清透营热的目的。养阴泄热兹不赘述，除障开路是指要清除壅阻于营热外透之路的气血分有形邪滞，如痰、湿、食滞、瘀血等，具体表现在临床问诊上要有意识地寻找有形邪滞的依据，治疗上选用针对性强的药物，从而消除邪滞，辅助清热养阴药发挥作用，如下列暑风案所示。

### 1. 气血亏虚心悸案

徐某，男，36岁。

【初诊】1980年12月1日。心中悸动，怔忡难受，动则气短，心跳缓慢已有半年。西医检查诊断为右心室高电压、早搏，近来发作频繁，患者紧张，服潘生丁、肌醇、烟酸和中药近百剂，无明显好转。体较壮实，眠食尚可，脉缓而时止，苔白，质淡红，余无他异。

诊断：心悸。

辨证：心之阴阳两虚，脉气不续。

治法：补心阴，温心阳。

方剂：炙甘草汤加味。

药物：炙甘草 10 克，枣仁 12 克，大枣 6 克，阿胶 12 克（烊化兑服），生地

      （大圆支）24 克，潞党参 24 克，麦冬 18 克，红参 4.5 克，桂枝 4.5 克，

      牡蛎 24 克，茯苓 18 克，生姜 4.5 克，白酒 30 克。

加水文火煎熬，温服。

【二诊】1981 年 1 月 2 日。服 4 剂后感觉良好，心悸明显减轻，出差途中均带此方连续服用 13 剂。半月来虽工作劳累，精神仍好，心悸消除，代脉出现频率减少。如欲巩固疗效，尚须守方常服。后病员于 1981 年 10 月复诊，自言服上方百剂，心悸怔忡、气短心累、脉结代等现象完全消失，每天坚持长跑，身体完全康复。

按语：宋老尝谓："临床此类病员曾服药方，亦多为益气养阴、温阳复脉之剂，然疗效迥异。盖炙甘草汤专治'脉结代，心动悸'之心阳不足、阴血虚耗一证，此方之妙，一在药味剂量须重用君药炙甘草，生地则择大而质优者（大圆支），以取阳生阴长之意，桂枝通心阳用量宜少，再以枣仁易麻仁；二在温通心脉，必合白酒，以助药力。前医未谙剂量之由，亦未用白酒，因而效差。加牡蛎、茯苓亦为固气宁心。故本方适用于单纯心悸、脉律不齐、动而结代者，如心痹诸证则未必适宜。"此方亦可证实宋老之意。

### 2. 气阴亏虚盗汗案

何某，女，43 岁，干部。

【初诊】1980 年 8 月 29 日。患类风湿性关节炎多年，关节对称性疼痛，小关节变形。半年来又心慌、心悸、气短。近两月夜间盗汗尤甚，每晚全身淋漓，衣被皆湿；五心烦热，倦怠乏力，纳食大减；平时头昏易怒，口干苦，形体虚肿，面色萎黄晦暗，胸部闷压，少气；小便黄少，舌质红，舌尖尤甚，苔少，两手寸部脉象浮软，关尺沉细弦微数。自述经中西药不断治疗，关节肿痛有减，但盗汗不减有增。检视所服中药处方，多诊为阴虚盗汗，用滋阴清虚热、收涩敛汗之剂，如知柏地黄汤，一贯煎合浮小麦、麻黄根、牡蛎等，效不显。

诊断：盗汗。

辨证：气液两亏，血热尚盛。

治法：益气养阴，凉心敛肺。

方剂：当归六黄汤加味。

药物：黄芪 15 克，当归 6 克，生地黄 15 克，黄连 6 克，黄芩 10 克，黄柏 6
　　　克，枣仁 10 克，生龙骨 12 克，丹参 18 克，莲子心 10 克，五味子 10
　　　克，浮小麦 30 克，生牡蛎 12 克，大枣 5 克。

【二诊】9 月 18 日。服上方一剂后，当晚汗出减少，能入睡。服完 6 剂，盗
汗基本停止，心胸闷压感消失，烦热减，纳食增。但手足心尚有潮热，时气短心
悸，全身关节肿痛，小关节尤甚，脉沉细，舌苔少，质微红。

辨证：气阴两虚，湿热阻络。

治法：益气养阴，清热除湿通络。

方剂：当归六黄汤合中焦宣痹汤加减。

药物：潞党参 15 克，黄芪 10 克，白术 12 克，防己 10 克，茯苓 10 克，枣
　　　仁 12 克，玉竹 10 克，薏苡仁 18 克，黄连 6 克，莲子心 10 克，蚕砂
　　　10 克，生地黄 10 克，桑枝 24 克，甘草 3 克。

服上方 4 剂后，关节肿痛逐渐缓解，气短胸闷改善，精神转佳，再未盗汗。

**按语：**《素问·阴阳别论》云："阳加于阴谓之汗。"汗出日久，不唯盗汗，自
汗亦然，均是气血俱耗之病，临床需气血俱当着眼，不可定执阴虚盗汗、阳虚自
汗之说。此外，一日之内，卫气行于阳二十五周，行于阴二十五周。夜晚，阳气
入于阴则寐，或者阴血亏虚，或者气分邪留，均不能使阳入阴，阳气迫津外泄亦
可产生盗汗之症。本案患者少气、纳差、气短、倦怠显属肺脾气虚；心慌、心悸
乃是心血不足之症；五心烦热、盗汗，为心之阴分伏热；关节肿痛，则气分留湿。
本病肺脾气虚，卫外不固，营虚有热，兼之气分流湿，阴阳不能相合，所以盗汗
如此严重。宋老首剂以当归六黄汤加味益气养阴、凉血燥湿取效，后则加重祛除
气分湿浊阻滞之品，使气实血和，营卫周流，则盗汗诸症自愈。

### 3.心阴不足，心阳偏亢梦呓案

胡某，男，21 岁，成都某军校学员。

【初诊】1981 年 9 月 4 日。自诉一年多来，每晚入睡后即梦话不断，声音高
亢响亮，语多连贯完整，皆为白天发生之事，唤醒后，自己全然不知。开初尚自
觉睡眠安稳，白天亦不感疲乏，唯入夜有扰同室者，为此十分烦恼，日久即出现
健忘、入夜盗汗、遗精等症状，服镇静安神中西药不效。最近夜晚梦呓多语时突
又起坐，顷刻复卧又入梦境。患者幼年曾患肝炎，体质较弱，易感冒。目前饮食

及二便正常，脉细弱，舌瘦，尖红少津。

诊断：梦呓。

辨证：心阴不足，心神失养。

治法：养心安神，益阴潜阳，清泻心火。

方剂：黄连阿胶汤合甘麦大枣汤加减。

药物：生地黄 18 克，潞党参 18 克，丹参 12 克，枣仁 12 克，远志 6 克，生龙骨 18 克，生牡蛎 18 克，黄连 4.5 克，莲子心 4.5 克，枸杞 18 克，陈小麦 30 克，甘草 6 克，大枣 5 枚。

服药当晚，梦呓即减少，服完 8 剂，呓语、熟睡中起坐等完全消除。

**按语：**《内经》云："心者，君主之官，神明出焉。"心之气血畅和，神明得以涵养，故能自用。本例患者梦呓多语为阳热扰及心神所致；健忘、入夜盗汗、遗精、脉细、舌瘦、少津为阴亏之象；证属心阴亏虚，心阳偏亢。夜晚阳气入于阴分，两阳相加，浮阳外越，神明受扰，故生梦呓之证。宋老仿仲景黄连阿胶汤意，以黄连、莲子心苦寒清心，生地、枣仁、枸杞凉心养血，远志交通心肾，再以龙骨、牡蛎介属潜阳，配以甘麦大枣汤甘温健中以养五脏之阴而涵纳心神，故能取效。

### 4. 气阴亏虚心痹案

王某，男，27 岁，工人。

【初诊】1973 年 3 月 5 日。6 年前患重感冒后，出现心悸、气短、肢体酸痛，经单位医院检查，心率 100 ~ 120 次 / 分，心律不齐，心尖区舒张期伴有雷鸣样杂音及猫喘，双肺闻及中、小湿啰音，血沉 76mm/h，诊为风湿性心脏病伴二尖瓣狭窄，瓣膜闭锁不全。经中西药治疗，病情缓解。此后病情时有反复，一年前加重，胸闷，心累心悸，咳嗽，痰中带血，西医给强心、抗感染、抗风湿等药物治疗，效不显，乃转中医治疗。症见胸闷、心累、心悸，咳嗽短气，不能平卧，唇绀，全身出冷汗，舌质紫暗，苔白，脉结代。

诊断：胸痹。

辨证：气阴大伤，心阳失敛。

治法：益气养阴，温阳固摄。

方剂：生脉散合参附龙牡汤加味。

药物：红人参 10 克，麦冬 18 克，北五味 15 克，制附片 18 克，生龙骨 24
　　　克，生牡蛎 24 克，枣皮 30 克。

每剂浓煎成 300mL，每次 20 ~ 50mL，每小时一次，日服一剂。

【二诊】3 月 9 日。上方服 4 剂，心累、心悸及咳嗽、短气均明显减轻，已能
平卧，但难入睡。冷汗减少。舌淡紫，苔少，脉仍结代。

辨证：气阴两虚，心脉痹阻。

治法：益气养阴，宁心安神，化瘀潜敛。

方剂：生脉散加味。

药物：红人参 6 克，麦冬 18 克，北五味 12 克，川贝母 6 克，远志 6 克，炒
　　　枣仁 18 克，柏子仁 10 克，丹参 10 克，黄芪 15 克，白术 10 克，阿
　　　胶 10 克，生龙骨 15 克，生牡蛎 15 克。

【三诊】3 月 13 日。病情继续好转，咳嗽短气已止，睡眠较前好。不时心累
心悸，冷汗未止，舌淡无苔，脉结代减轻。

辨证：气阴两虚，心脉痹阻。

治法：益气养阴，敛汗复脉。

方剂：参附龙牡汤加味。

药物：红人参 10 克，制附片 10 克，生龙骨 30 克，生牡蛎 30 克，酸枣仁 10
　　　克，北五味 12 克，干姜 4.5 克，熟地黄 10 克，炙甘草 6 克，浮小麦
　　　15 克。

【四诊】3 月 20 日。病情明显好转，除活动时尚感心悸外，余无明显不适。
查心率 68 次 / 分，律齐，血沉 3mm/h，肺部湿啰音消失。上方去干姜，加黄芪
18 克。

服 6 剂后，诸症消失，精神转佳，已能胜任一般工作及劳动。

**按语：**《素问·痹论》说："脉痹不已，复感外邪，内舍于心……心痹者，脉
不通，烦则心下鼓，暴上气而喘。"本病多因先感受风寒湿邪，痹阻经络肌肉，
病延日久，或反复感邪，邪气内侵血脉，进一步累及心脏。心主血脉，为君主之
官，心伤则血脉运行失常，心动则神摇，故出现心累、怔忡、失眠等症；肺朝百
脉而司呼吸，心脉痹阻，则肺气亦壅塞不行，喘咳短气遂作。后期还多导致心肾
阳衰，出现喘、悸、浮肿之症。故治疗本病，当以益气养阴、温阳固摄为主，佐

以活血化瘀、温通心脉之品，以参附龙牡汤为基本方，用生脉散补心之气阴，附片温通心阳；以龙骨、牡蛎敛摄心肾之气，配枣仁、茯苓以宁心安神；丹参通络化瘀；若风寒湿痹气未除，关节肌肉疼痛者，酌加桂枝、苍术、防己、葛根等祛风散寒胜湿；冷汗多，表虚甚者，加黄芪、白术实卫固表，随证施治，多能取效。

### 5. 气阴大亏脱证案

曾某，女，36 岁。

自幼体弱，易患感冒、气管炎等病。本次以感冒及咯血入院，经治疗控制后，日晡及入夜低热不退，体质进行性衰减。

【初诊】1978 年 12 月 27 日。患者体温 38.9℃，卧床不起。纳果，恶心干呕，失眠，烦躁，自汗，盗汗，整日汗浸内衣。月经量多，脉细舌淡。

诊断：脱证。

辨证：脾失统摄，阴阳双脱。

治法：补气益阴，敛汗固脱。

方剂：生脉散加龙骨、牡蛎，合甘麦大枣汤加减。

药物：白晒参 4.5 克（另炖兑冲），麦冬 10 克，北五味 6 克，带心莲子 30 克（劈），扁豆 10 克，钗石斛 3 克，竹茹 3 克，炒谷芽 12 克，枣仁 10 克，大枣 6 枚，生龙骨 15 克，生牡蛎 15 克，浮小麦 30 克，甘草 4.5 克（4 剂）。

水煎滤过，微温频频呷服。

【二诊】1979 年 1 月 2 日。食欲增进，恶心减轻，出汗减少。近 2 日仍低热，并格外烦躁，估计月经将至。

辨证：脾失统摄，气阴两虚。

治法：补益脾胃，益气养阴。

方剂：凝神散合甘麦大枣汤加味。

药物：潞党参 15 克，焦白术 10 克，怀山药 18 克，扁豆 10 克，地骨皮 12 克，白薇 10 克，麦冬 10 克，天花粉 12 克，茯苓 10 克，石斛 12 克，甘草 3 克，浮小麦 30 克，大枣 6 枚（4 剂）。

每日一剂，水煎分服。

【三诊】1 月 12 日。前诊隔日，月经来潮，量多，夹瘀块，持续 5 日方减。

因失血过多，虽守服前方 10 剂，仍缓不济急。诊时面色苍白，汗出如雨，揭开被子，全身热气蒸蒸，血压 90/60mmHg，不眠不食，体温 37℃，脉虚大无力。

辨证：元气虚脱。

治法：补元固脱。

方剂：生脉散合桂枝加龙骨牡蛎汤加味。

药物：白晒参 6 克（文火另炖，兑冲），桂枝 4.5 克，酸枣仁 12 克，黄芪 18 克，浮小麦 30 克，北五味 20 克，麦冬 10 克，龙骨 18 克，牡蛎 24 克，白芍 12 克，大枣 6 枚，枸杞 18 克，阿胶 10 克（烊化），炙甘草 10 克（3 剂）。

水煎，每次服 50mL，每日 4～6 次。

【四诊】1 月 15 日。汗已收敛，精神好转，脉转细。脱势已挽回，有暇扶正固本，再予凝神散加味（即二诊处方）。

【五诊】1 月 19 日。

凝神散加味（即二诊处方）。

【六诊】2 月 1 日。

前 2 日（1 月 30 日）又届经期，血量较多，又汗出不安，食欲不振。

辨证：脾失统摄，血虚气浮。

治法：固冲摄血。

方剂：固冲汤加减。

药物：三七 10 克（细末，冲），炒枣仁 15 克（捣），生龙骨 30 克，生牡蛎 30 克，阿胶（烊化）15 克，白晒参（文火炖，兑冲）10 克。

【七诊】2 月 2 日。服上方 2 剂后，血固气安，诸症减轻。为长久计，仍从脾胃着手，使气血化源复壮，阴阳能互根互守，用凝神散加味（二诊方），长期守服。

七诊后，守服凝神散加味至 30 剂。汗液基本收敛，经量维持正常，面色转红润，食欲增进，低热基本消退。3 月 24 日复诊，予归脾汤加减而收全功。自 4 月 13 日起，患者痊愈。

按语：本例主要体现了宋老治疗急重症的思路和原则。该病初诊已成阴阳双脱困局，宋老急用生脉散加龙牡甘麦大枣汤，益气养阴，敛阳固脱，以挽脱绝之势，留人治病；二、三诊，脱势已回，缓则治其本，脾胃乃气血生化之源，营卫气血之本，故调补脾胃才能最终使营充气臣，营卫相合，从而使血有所统，汗有所敛。宋老选用《证治准绳》凝神散合甘麦大枣汤以成甘平微苦、实脾养胃之方。可惜又届经期，气尚不充，卫摄无力，阴血脱失，又成气血双脱败局。故速速从标救脱，应用生脉散合桂枝加龙骨牡蛎汤，充卫敛汗，大补真元，脱象得缓。此后守服二诊方，专力调补脾胃，从长论治；遇经期量多，即用喻嘉言养血固冲法，控制经量。标本缓急，掌握适当，故能救人于万一。

### 6. 气阴亏虚，心脉瘀阻胸痹案

解某，男，61 岁，离休干部。

【初诊】1981 年 9 月 11 日。自诉 4 年前在首都开会，劳累紧张过度，突发心前区及胸骨正中绞痛，伴严重压迫和窒息感，血压下降，送北京某医院救治，诊断为冠心病、心绞痛、心肌梗死，经救治后好转。出院后大发作 2 次，小发作不断。近半年来，发病日趋频繁，虽经多种西药治疗，收效不大，服中药 200 余剂，亦无好转。目前心绞痛每 3～4 天即发作一次，持续 3～5 分钟。平时胸部憋闷压迫，梗塞不舒，稍用力或激动躁扰，立即引起发作，胸膺刺痛，掣引肩背，面色苍白，痛时大汗淋漓，四肢发冷，以手捂胸不敢出大气。言语气息低微，步行不及百余米即需坐息。形体虚肿，纳少眠差。脉沉细涩，舌淡，苔白少津。

诊断：胸痹。

辨证：气液亏虚，心脉瘀阻。

治法：益气养心，通瘀宣痹。

方剂：生脉散加味。

药物：红参 6 克（另煎兑冲），桃仁 10 克，丹参 24 克，酸枣仁 12 克，麦冬 10
　　　克，北五味 10 克，生黄芪 24 克，川红花 10 克，降香 6 克，薤白 10 克。

【二诊】9 月 23 日。服上方 10 剂（停服其他西药），胸闷、压迫、梗塞之感霍然消除，顿觉气爽神增，全身轻松。10 佘天来心绞痛未发作，能步行 1.5km，不歇憩而无不适。

辨证：气液亏虚，心脉瘀阻。

治法：益气养心，通瘀宣痹。

方剂：生脉散合失笑散加味。

药物：红参 30 克，麦冬 30 克，炒蒲黄 15 克，血竭 10 克，五灵脂 15 克，川芎 18 克，三七粉 30 克，丹参 30 克。

共碾细末，装瓶，每日早、晚各服 5～10 克，并嘱病人静心调养，忌劳倦，节饮食，调理月余即康复。

**按语：**心血易亏易瘀，心气易虚，心阳易浮。此案系平素思虑过重，暗耗心血，心血不足，心气易弱，不能推运血行，营血郁滞胸中，故成胸痹，治疗的关键在于调和心之气血，宣展胸中清阳。宋老以生脉散益心气、养心阴，加入桃仁、红花、丹参、失笑散之味以活血疏畅，薤白等为宣通胸阳以助血行，常能取效。

### 7. 气阴亏虚，心脉瘀阻胸痹，寒湿流注关节案

肖某，女，31 岁，医生。

【初诊】1977 年 12 月 11 日。近 10 年来常心累心跳，短气，卧床休息四五日后方可缓解，关节常疼痛，经医院检查血沉 40mm/h，心电图结论为不完全性右束支传导阻滞，拟诊为原因不明的阵发性心动过速、心律不齐，给镇定、强心药物及维生素 C 等，治疗 9 个多月效不显。现心悸怔忡时作，短气、胸闷，汗多，关节疼痛，痛甚则卧床不起，饮食一般，二便正常。舌质淡，边有瘀点，苔白，脉虚弱。

诊断：胸痹。

辨证：心气不足，心血瘀阻，寒湿入络。

治法：益气行瘀，通阳宣痹。

方剂：瓜蒌薤白桂枝汤加味。

药物：种参 6 克，黄芪 30 克，当归 10 克，桂枝 10 克，赤芍 10 克，瓜蒌壳 10 克，薤白 10 克，丹参 18 克，麦冬 18 克，红花 6 克，炙甘草 6 克，大枣 10 枚（4 剂）。

【二诊】12 月 18 日。心悸怔忡发作减少，证候亦减轻，胸闷、汗多均消失。仍短气，关节疼痛，项背强，全身重滞。

辨证：气阴不足，寒湿流注。

治法：益气养阴固表，祛风胜湿。

方剂：防己黄芪汤加减。

药物：桂枝 10 克，黄芪 30 克，红人参 6 克，生白术 18 克，防己 10 克，粉葛
　　　18 克，枸杞 18 克，生地黄 12 克，玉竹 10 克，炙甘草 10 克（4 剂）。

心悸怔忡消失，身重及关节疼痛缓解，复查心电图，无异常。

**按语：** 桂枝汤外可解肌和营卫，内可化气调阴阳。此阴阳并非定指脾胃之气血，心之气血不和亦可使用。如本案中，针对患者心气不足，心血瘀阻，宋老以桂枝汤为基本结构以化瘀通脉，结合参、芪益气，当归、麦冬充养阴血，丹参、红花活血化瘀，瓜蒌、薤白消痰通阳，诸药合用，能使心血冲和，心气畅达，气血和调，故 4 剂即能取效。后以《金匮要略》防己黄芪汤加减养血益气，祛湿通脉，而获得痊愈。

### 8. 胸阳不振，心脉凝涩胸痹案

姚某，女，46 岁，工人。

【初诊】1981 年 3 月 21 日。自诉从 1971 年起左胸憋闷疼痛，当地医院诊断为冠心病、心绞痛。于 1976 年后病情加重，现在胸前区闷胀掣痛，喜按，伴心慌心悸，发时左肩背酸痛，不能上举。头昏，项强，肩背麻木，纳差眠少，自汗，苔白质淡，脉沉涩。

诊断：胸痹。

辨证：寒滞胸阳，心血瘀阻。

治法：温阳散寒，活血通络。

方剂：桂枝加葛根汤加味。

药物：葛根 24 克，桂枝 10 克，白芍 10 克，郁金 10 克，姜黄 6 克，川芎 10
　　　克，丹参 18 克，降香 4.5 克，生姜 10 克，大枣 3 枚，甘草 6 克（6 剂）。

【二诊】药后全身出黏涎热汗，人也轻快许多，胸痛、心悸、心慌均止，肩臂强痛大减。

辨证：寒滞胸阳，心血瘀阻。

治法：温阳散寒，益气活血通络。

方剂：桂枝加葛根汤加味。

药物：葛根 24 克，桂枝 10 克，赤芍 10 克，丹参 18 克，酸枣仁 12 克，黄
　　　芪 24 克，鸡血藤 24 克，生姜 10 克，大枣 3 枚，甘草 6 克。

上方 1 个月内共服 18 剂，胸前疼痛未再发生，肩臂活动自如，已无酸痛，项强消失，停药。

**按语：**桂枝加葛根汤加味治疗寒凝胸痹为宋老心得之一。此类胸痹特点是症见胸痛、心悸兼头项强急，背脊不利，乃由胸阳受损，心脉凝涩，太阳经输痹阻所致（以太阳之脉内合胸中）。药以桂枝汤调和营卫而通心阳，大剂粉葛升津疏经，治太阳经输不利，头项肩臂麻木强痛，确有显效。复加郁金、姜黄、川芎、丹参、降香等理气活血、通利心脉之品，使胸间寒凝瘀滞一并消解，胸痹诸证自愈。

### 9. 暑风案

林某，女，37 岁，成都某厂工人。

【初诊】1977 年 8 月 24 日。患者两周前开始头痛发热，周身酸痛，鼻塞，咳嗽流泪，在该厂职工医院诊断为感冒。服一般感冒药后头痛加重，卧床不起，自觉头微动或脚一着地，即感前额两侧内有撞击样剧痛，并伴腰痛、发热，体温 39.6℃，血压 90 ~ 100/50 ~ 60mmHg，心率 96 次 / 分，心律齐，白细胞 $8.5 \times 10^9$/L 中性粒细胞百分比 82%，淋巴细胞百分比 18%，脑脊液透明，无凝块，蛋白定性阴性，细胞计数 $2.5 \times 10^7$/L，五管糖阳性，颈部微有抵抗力。经邀请省人民医院内科会诊，诊断为急性感染。用青、链霉素后，患者出现谵语、烦躁、幻觉、精神失常、小便癃涩、双手紧握、两眼向右斜视、面色潮红、舌转动不灵等症状。复经本市某精神病院与某医院神经内科会诊，查小便常规，发现脓球、蛋白极微，结合以上化验检查，确诊为病毒性脑膜脑炎、尿路感染。给予抗感染、脱水、激素和细胞活化剂等治疗，并行利尿、鼻饲，内服安宫牛黄丸及银翘白虎汤等中药，治疗数日，未见好转。此时，患者所在厂领导建议请宋师会诊，适宋师有恙，不能前去，乃由患者家属口述病情，并请该厂医院主管医生持病历前来介绍，经详细询问发病后逐日变化情况，认为病虽险恶，尚可挽救，同意处方，前后九诊，均根据该厂医院逐日观察所见，并整理记录如下。

现症：高热，神志昏迷，呼吸喘促，鼾声如雷，但喉间并无痰鸣声。面色潮红，唇紫，面部及手脚抽搐，震颤，多汗，舌体卷缩。小便时通时闭，大便黄褐溏臭。舌质红燥，中后部有灰色腻苔。

诊断：暑风。

辨证：暑风内陷心包，手足厥阴同病。

治法：清心开窍，养液豁痰，凉肝息风。

方剂：清宫汤合犀角地黄汤加味。

药物：犀角4.5克（水牛角代，锉粉，纱布包煎），丹皮9克，生白芍9克，莲子心9克，广玄参18克，生地黄18克，连翘9克，胆南星6克，石菖蒲9克，石决明30克，川贝母9克，竹茹9克，麦冬9克（2剂）。

上药煎汤送服安宫牛黄丸，日3次，每次半粒，研成细粉，连同药汁鼻饲送入。

【二诊】8月27日。据家属说，当24日持处方回厂时，因患者气促痰鸣，呼吸困难，院方已作气管切开术，当夜即将中药用鼻饲送下2次。2剂后，手足抽搐震颤次数减少，高热遂降，但仍昏迷不清，小便癃涩，面色潮红，汗多。

辨证：营分热盛，内闭心包。

治法：清心豁痰，清热利尿。

方剂：清宫汤合犀角地黄汤加味。

药物：犀角4.5克（水牛角代，锉细粉，纱布包煎），丹参9克，芦根60克，广玄参18克，生地黄24克，胆南星9克，天竺黄9克，广郁金9克，木通4.5克，淡竹叶9克，车前仁18克，麦冬18克，通草9克（4剂）。

上药煎汤冲服安宫牛黄丸，每次半粒，每日3次，安宫牛黄丸服至痰少神清时停用（前后共服10余粒）。汤药中淡竹叶、芦根、通草先煎半小时后，再下余药同煎。4剂药汁仍用鼻饲。

【三诊】8月29日。服上方3剂后，余剂尚未服完，病情稳定，面部及手足抽搐震颤停止，身热大减，神识渐清，呼之时而能答，时而不知。轻度咳嗽，呼吸气紧，痰少质稠，汗出，面色潮红，大便褐色溏薄。

辨证：营热阴伤，痰热内闭。

治法：清心利痰，养阴滋液，开胃兼利小便。

方剂：清宫汤合犀角地黄汤加味。

药物：犀角1.5克（水牛角代，锉粉，纱布包煎），通草9克，芦根60克，麦冬18克，金钗石斛9克，广玄参18克，生地黄24克，炒麦芽12克，川贝母9克，天花粉18克，鸡内金9克，竹茹12克，陈皮6

克，冬瓜仁 18 克（4 剂）。

【四诊】9 月 1 日。鼻饲上方 3 剂后，第 4 剂未服完，病情大减，神志清，小便通，胃气渐开，能进稀粥、面条等半流质食物，舌苔转薄白，舌质红，咳嗽止。但仍面色潮红，嘴唇干燥，午后汗多，大便褐色，微溏且臭，并突发呃逆。前方去鸡内金、炒麦芽、陈皮，加生石膏、刀豆壳、柿蒂，以清胃降逆。（2 剂）

【五诊】9 月 2 日。服上方 2 剂后，呼吸平稳，呃逆止，大便仍为褐色软便，唇干，面色潮红，额部汗多。

辨证：余邪尚存，气液两伤。

治法：清热降逆，益气生津。

方剂：竹叶石膏汤加味。

药物：朝鲜参 4.5 克（小火另煎，兑冲），广玄参 18 克，甘草 6 克，金钗石斛 9 克，川贝母 9 克，天花粉 18 克，玉竹参 9 克，生石膏 15 克，法半夏 9 克，淡竹叶 9 克，麦冬 18 克，白粳米 30 克（4 剂）。

米熟汤成，滤后服用。

【六诊】9 月 8 日。上方服 4 剂后，面色潮红、额部汗多、嘴唇干燥均消失，但终日嗜卧，表情淡漠，食欲不振，解褐色稀便，矢气多，舌苔白厚。

辨证：气液两伤，神失所养。

治法：滋阴养液。

方剂：加减复脉汤加减。

药物：朝鲜参 3 克（另煎兑冲），枣仁 9 克，金钗石斛 9 克，炙甘草 6 克，大生地 24 克，五竹参 9 克，茯苓 18 克，麦冬 6 克，炒谷芽 12 克，炒麦芽 12 克，鸡内金 9 克，阿胶 9 克（烊化兑冲），生白芍 9 克（6 剂）。

【七诊】9 月 18 日。服 4 剂后，病者精神饮食好转，能自动转侧。但大便干燥，面色潮红，额部微热汗出，每日午后体温 37.5℃，持续 3～4 小时。

辨证：余热未尽，虚热内扰。

治法：养阴清虚，益气健脾。

方剂：加减复脉汤加减。

药物：朝鲜参 4.5 克（另煎兑服），怀山药 8 克，枣仁 9 克，生地黄 18 克，麦冬 9 克，白芍 9 克，地骨皮 9 克，天花粉 9 克，广玄参 9 克，炒谷芽 12 克，炒麦芽 12 克，金钗石斛 9 克，甘草 6 克（6 剂）。

方中人参、山药、炒谷麦芽、甘草益气健脾，其余诸药养阴清热。

【八诊】9 月 24 日。服 4 剂后，上述诸症全消，患者能下床活动，但虚羸少气，全身困乏。

辨证：气阴两虚。

治法：益气养液。

方剂：加减复脉汤加减。

药物：朝鲜参 4.5 克（另煎兑服），怀山药 12 克，金钗石斛 9 克，麦冬 9 克，生地黄 9 克，玉竹 9 克，黄精 30 克，广玄参 15 克，炒谷芽 12 克，炒麦芽 12 克，白芍 9 克，甘草 6 克。

【九诊】10 月 22 日。上方服至 30 剂后，诸症消失，经某医院神经内科会诊，为病毒性脑膜脑炎恢复期。

辨证：气液两虚。

治法：滋阴养液。

方剂：加减复脉汤加减。

药物：朝鲜参 3 克，生白芍 18 克，麦冬 6 克，黑芝麻 9 克，炙甘草 9 克，茯苓 9 克，地黄 18 克，阿胶 9 克（烊化冲服）。

上方服 10 剂后，痊愈，无后遗症。

**按语：**叶天士讲："入营尤可透热转气。"邪入营分，治疗有两大基本点，即清营养阴和透热转气。清营养阴当贯穿于治疗始终，而透热转气当随其所在而治之。如何透热转气？编者体会，宋老的透热转气侧重于在清营养阴的基础上，注重除障开路以和气分，具体而言就是清除壅阻于气分的邪浊有形之物，如痰、湿、食滞、瘀血等，从而使营热外达无障碍。在整个治疗中，患者除了邪入营分、营热阴伤、手足厥阴同病的表现外，还有四个方面需要注意：一是心包有痰，如神志昏迷，呼吸喘促；二是湿阻膀胱，气化不利，如小便时通时闭；三是湿食阻滞肠腑，如大便黄褐溏臭，舌中后部有灰色腻苔；四是痰热壅肺，如三诊中出现轻度咳嗽，呼吸气紧，痰少质稠。宋老在治疗的过程中，除了在以犀角地黄汤为主方清营养阴的基础上，采取渐次加入祛除有形邪浊药物的方法以开营热外达之路，如一诊重在豁痰开窍，加入胆星、菖蒲、贝母、竹茹；二诊加入活血祛瘀、利湿泄浊之品，如丹参、木通、前仁、芦根、通草；三诊加入鸡内金、炒麦芽以消食化滞。至此则营热已渐次外透，后则以清热养阴为法善后，如此重症，终获痊愈。

## （三）脾胃系医案

脾胃同居中焦。脾喜燥恶湿，以升为健；胃喜润恶燥，以降为顺，脾升胃降，共同枢转人体中焦气机。因饮食劳逸失其常度，辛辣炙煿肆食无畏，脾气亏损，胃津被伤，痰湿食瘀叠次相生，壅阻中焦，气机被阻，胸脘清阔之气不能斡旋，左升少阳之气被郁，少火变为壮火，甚则兼夹厥阴风木之变；肺、胃、大肠一气相通，胃气不降，肺气不能清肃，腑气不能通达。"肾者，胃之关也"，关门不利，则本脏被伤，或耗肾阳，或灼肾阴。总之，脾胃功能受损，五脏常被牵连，所以，治疗中焦疾病，守住脾胃、旁及诸脏是宋老治疗的总体特色。

编者体会，宋老治疗中焦疾病至少有三个方面的特色：第一，脾胃实证倡导流通气滞，恢复脏腑气化功能。编者试以湿邪阻中为例说明。蜀中地卑水湿，长居此地之人体多蕴痰湿。痰湿中阻，升降受限，脾胃呆钝，诸症丛生，如下列医案中发热、胃痛、腹胀等案，所以除湿消痰是川派医家的基本功。编者体会宋老治湿的思路有四点：明辨体质阴阳，理清湿热多少，分明湿热部位，倡导化气除湿。叶天士曰："在阳旺之躯，胃湿恒多；在阴盛之体，脾湿亦不少。"薛生白认为湿邪伤人，"中气实则病在阳明，中气虚则病在太阴"。这都说明一个道理，即素体脾胃的功能状态对湿邪有相当的易感性。所以辨清患者的素体脾胃状态有利于湿邪的定位，如下列湿热壅滞龋齿案"患者素体壮实，鲜有疾病"等的表述都是在参与分析患者的体质状态。湿热多少直接关系到临床的用药，所以必须明确。湿热症治，当究三焦，因为湿热常表现为"蒙上流下"或"下闭上壅"的特点，所以必须分析清楚湿邪的部位，只有分明湿邪的部位才有利于针对性地用药。湿为阴邪，氤氲黏腻，易于阻遏脏腑生机，所以在治疗的过程中，宋老很注重恢复脏腑生机，以助其气化，脾气化则湿化也，具体而言，上焦开肺气，中焦运脾气，下焦化膀胱之气。"肺胃清肃，邪自不容"，宋老也很注重清肃肺胃之气。三焦气郁，少阳相火常变壮火，风火相扇，常能使湿邪弥漫纵横，所以清疏少阳之郁也是宋老治疗中焦湿郁的特色，如案中黄连温胆汤的运用。这些道理在下列宋老的病案中均有体现，望读者能熟读体会。只有湿邪等有形邪滞被祛，才能气血周流，诸脏得安。第二，治脾注重补气升阳。脾主运化升清，脾气健运，升清如常，水谷精微才能上归于肺，从而布达四末，营养周身。脾气虚弱，运化无力，清气不升，湿浊或阻于中，或流于下，而成腹胀、腹泻、久痢等症，此时宋老常选补中益气汤运脾升阳治疗，常能取得良好的疗效，如下列脾虚湿热阻滞腹泻案、脾虚湿热阻滞久痢案等。第三，和胃常用养阴降浊。胃为阳土，喜润恶燥，性喜通降，或邪热灼伤胃津，或误治过用温燥、苦寒，胃津被伤，邪火内留，常能影响胃腑通降之力，而成呃逆、胃痛、喉痹、噎膈等证，此时宋老常选《金匮要略》麦门冬汤等方以养阴去痰降浊，如下列胃燥腑滞噎膈案、胃燥喉痹案等。此外，肝脾同调、脾肾同治也散见于各案中，均体现了宋老丰富的临床经验。

### 1. 湿热壅滞龋齿案

任某，男，50 岁，四川省电子计算机所干部。

【初诊】1980 年 7 月 30 日。自诉长期以来夜晚入眠后齘齿不断，约 4 年之久。患者素体壮实，鲜有疾病，唯每晚齘齿频作，烦扰家人不能安睡，其齿亦因齘锉松动，先后脱落数颗。口臭，大便干燥，口干苦不欲饮水，脘腹胀满，手心发热，心烦，苔中黄微腻，脉弦有力。

诊断：龋齿。

辨证：心胃热盛，湿热壅滞。

治法：清里泄热，除湿行滞。

方剂：泻心汤合平胃散加味。

药物：苍术 10 克，厚朴 10 克，陈皮 10 克，生大黄 10 克，生石膏 18 克，
　　　黄芩 6 克，黄连 6 克，生甘草 6 克。

【复诊】9 月 13 日。患者服完上方 3 剂，腹泻稀黄灼热大便两天，口臭、齘齿即明显减轻，心烦，手脚心热亦愈，矢气多，腹满减。但因到北京开会中断服药。复诊时诉夜间仍齘齿，但不如以前频仍，亦不至扰人清梦。察其舌干燥，质微红，大便干燥，脉弦。续予泻热导积，兼通利阳明壅滞，然病势已减，峻下当忌。

辨证：心胃热盛，湿热壅滞。

治法：泻热导积，通利壅滞。

方剂：苍术白虎汤加味。

药物：生石膏 24 克，炒知母 12 克，苍术 10 克，炒枳实 10 克，黄连 6 克，僵蚕 10 克，防风 6 克，白芷 6 克，甘草 6 克。

服 4 剂后龋齿停止，口已不臭，腹满便结亦解，随访未再发作。

**按语：** 此案患者口干、口臭、大便干燥，口干苦不欲饮水，脘腹胀满，手心发热，苔中黄微腻，为湿热阻滞阳明、湿热俱重之证；胃络通心，胃热扰心则心烦少寐；湿热阻胃，外兼厥阴风木，故夜晚龋齿不断。故宋老以平胃散蠲除阳明之湿，泻心汤既可清热利湿，又可导滞通腑，以顺降阳明之气而取效。二诊时腹满减，舌质微红，为湿邪减轻之征；龋齿，舌干燥，大便干燥，脉弦，为阳明热盛风生之象，故宋老以白虎加苍术汤清阳明之热兼以除湿，佐入枳实、黄连泄热通腑，僵蚕、防风、白芷疏风平肝，四剂即解，效果良好。

### 2. 湿热浸渍肌肤扁平疣案

高某，女，16 岁，学生。

于 1976 年春夏之交，患者面部皮肤忽发疹疣，初发稀而小，继而渐多渐大，如丘垒，循之碍手，虽无大痛痒，然颇焦忧。医院检查为扁平疣，至皮肤科及皮研所等处诊治，内服外涂药物，辗转将及半年，未能获愈，前来就诊。症如上述，观其舌白而腻，脉有濡象。

时值春夏，雨湿暑热俱盛。察其脉证，参以时令，以湿热浸渍肌肤、酿发疹痦为辨，仿吴鞠通薏苡竹叶散法加减书方与之。尽二剂，疹疣即失，肌肤正常，且无痕斑遗留。更嘱其用苡仁合粳米煮粥为食一段时日以巩固之，随访至翌年夏秋，迄未再发。此虽小恙，然青少年每有罹患者，录此聊备一鉴。

**按语：** 阳明主面，雨湿盛行之季，舌苔白腻、脉濡显属湿浊阻滞之证。湿热阻滞阳明，循经上犯，壅滞于面故生扁平疣。此是阳明经腑湿热、湿重于热之证，故以吴鞠通薏苡仁竹叶散"辛凉解肌表之热，辛淡渗在里之湿，俾表邪从气化而散，里邪从小便而驱"，故能取效。

### 3. 湿热流滞经络腰膝疼痛案

蒋某，男，38 岁，技术员。

【初诊】1978 年 12 月 5 日。两个月前曾淋雨受湿，后感腰骶部酸软，未予治疗。继后突然腰骶沿右大腿后侧隐窝至小腿外侧，延至后脚跟酸胀疼痛，疲乏无力，医院诊断为右下肢坐骨神经炎。曾用 B 族维生素，并采用针灸和中药温经通络之品治疗，效不显。现右下肢在弯腰、屈膝或伸直腰膝时疼痛难忍，天晴稍减，阴雨加重。站立、行步时，身躯微向左侧倾斜，睡眠时只可左侧卧。口干，舌质淡红，舌苔少，脉濡数。

　　诊断：痹证。

　　辨证：湿热入络。

　　治法：清热除湿通络。

　　方剂：中焦宣痹汤加减。

　　药物：苍术 10 克，木瓜 10 克，薏苡仁 24 克，防己 10 克，怀牛膝 10 克，蚕砂 10 克，豆卷 24 克，炒黄柏 10 克，桑枝 24 克，萆薢 12 克，松节 10 克（4 剂）。

　　【二诊】12 月 14 日。腰骶至右下肢疼痛大减，脉舌不变。湿热仍盛，上方去防己、松节，加茵陈 10 克，苦参 4.5 克，续服 4 剂。12 月 26 日来院，病已痊愈。

　　按语：本例前医以阳虚不能卫外，风寒湿邪乘虚入络阻滞气血而然，故屡进温经通络之品，症未减轻，反使湿邪化热，故症见口干，舌质淡红，脉濡数。至此不能再用温通，此证乃湿热阻滞经络、壅阻气血而成，故以苍术、黄柏、牛膝、薏苡仁，即四妙散，清利下焦湿热，会如木瓜、蚕砂、茵陈、防己、苦参、萆薢、豆卷、桑枝随宜加减，均为清热除湿、通络止痛之品，本案始为寒湿外受，继因久病误治，故仍从湿热下注议治获愈。

### 4. 湿热中阻胃痛案

　　苗某，男，64 岁，干部。

　　【初诊】1982 年 6 月 12 日。患者于 1977 年因胃溃疡行胃大部切除，术后经常腹泻，便溏不爽，1981 年后胃脘疼痛发作加剧，胃镜检查为胃炎，服胃炎合剂等痛势缓解。1982 年元月后胃病复发，入某医院按慢性胃炎治疗 50 余天无效。现每日仅能进食稀饭 100～150 克，食入胃即泛恶，午后腹部膨胀满闷尤甚，时有憋胀欲裂、疼痛难忍之感。嗳气、矢气虽多而满胀不减，心烦不寐，手脚心潮热，入夜均需伸出被外，口苦干腻，终日头目昏沉，心慌气短，困倦懒动，少腹胀而隐痛，大便日 1～2 次，呈灰绿色溏酱，小便黄少。西医会诊为男性更年期综合征、植物神经功能紊乱、慢性胃炎，以激素及健脾理气中药配合治疗，未见好转。查苔白厚，中黄腻，脉象左右沉软。

　　诊断：痞满。

　　辨证：湿热遏郁中州。

　　治法：清化湿热。

　　方剂：雷氏芳香化浊法加减。

　　药物：藿香叶 10 克，佩兰叶 10 克，苍术 10 克，焦山栀 10 克，淡豆豉 10
　　　　　克，白蔻壳 10 克，法半夏 10 克，荷叶 10 克，佛手 10 克，芦根 30
　　　　　克，通草 6 克（4 剂）。

　　【二诊】6 月 15 日。脘腹胀痛显著减轻，全身困乏、头目昏胀亦减，精神增
加，心境平静，胃纳渐开，口已知味，舌有津润感。苔仍厚腻，口干，溺黄赤，
脉濡弱。

　　辨证：湿热遏郁中州。

　　治法：清化湿热。

　　方剂：雷氏芳香化浊法加减。

　　药物：藿香 10 克，佩兰 10 克，苍术 10 克，草果仁 1.5 克，焦山栀 10 克，
　　　　　黄柏 10 克，茵陈 10 克，白蔻仁 6 克，荷叶 10 克，佛手片 10 克，滑
　　　　　石 12 克，芦根 30 克。

　　【三诊】6 月 18 日。证情大减。脘腹胀痛基本消除，饮食增加，精神转好。
唯胸膈不舒，似有灼热感，小便量多仍黄，苔黄中腻，再予清化湿热、宣通胸
膈，前方去黄柏、茵陈，腻苔渐化，小便转清利。胸膈仍疼满不适，时呕恶，短
气音低，微觉烦热。

　　辨证：胃气不足，湿热郁遏。

　　治法：宽痞和胃，清化湿热。

　　方剂：泻心汤加味。

　　药物：太子参 18 克，淡干姜 2.4 克，黄连 2.3 克，黄芩 6 克，藿香 10 克，
　　　　　法夏 6 克，滑石 12 克，枳实 4.5 克，桔梗 4.5 克，白蔻 6 克，佛手 10
　　　　　克（3 剂）。

　　【五诊】6 月 24 日。药后痞满解除，胸膈舒畅，呕恶、烦热均止，气短声微
好转，噫气频多，头目已觉清爽，每日能食 300～350 克，食后不觉胀满，腻苔

退净，脉尚濡数。

辨证：余邪留滞，胃气不足。

治法：清化余邪，调理胃肠。

方剂：泻心汤加味。

药物：太子参15克，黄芩10克，淡干姜1.5克，雅连3克，法半夏10克，苡仁18克，白豆蔻6克，枳实6克，焦山栀10克，淡豆豉10克，通草10克，芦根30克。

**按语：** 此是湿热阻滞中焦，湿重于热，清浊相混，升降悖逆之证。症状以胸痞、脘腹胀满疼痛、纳差便溏、周身烦热困乏为主，湿热阻滞、胸脘之气不能斡旋，故胸脘痞胀，湿热壅滞肠腑、腑气不能通畅，则腹胀、便稀黏、臭秽不爽，清气不能升发布达，故周身困乏，午后阳明主时，故诸症加重。苔腻，脉软，亦是湿热阻滞之象。故宋老先用芳香、宣化、燥湿、渗利之剂以清化湿热，胸脘腹胀减轻。后有胸膈虚痞、短气、微热、干呕之症，乃湿热残留、脾胃升降失常之象，故宋老又以泻心汤辛开苦降、宽痞和胃、清化湿热以清余邪。总的来讲，案中宋老以芳香醒脾、清化湿热、疏通壅塞、斡旋中州为治疗大法，兼轻宣肺气，渗利小便，启上闸而开支河，导水湿下行，并不囿于诸种病名，仍按中医辨证施治，而针对湿热胶结之理，深明一个"守"字，证不变，法亦不变。如胸无定见，朝寒暮热，杂乱施治，每多贻误，前医未效，正犯此戒。

### 5. 湿热消渴案

张某，男，50岁，德阳二重厂干部。

【初诊】1980年6月4日。主诉：阵发性心慌心悸3年。西医检查为高血脂、冠心病，曾入当地医院治疗未见好转，近几个月来口渴特甚，频繁引饮，心烦，夜间小便4～5次，体重减轻5kg，查血糖升高，尿糖定性（+++），诊断为糖尿病。西医用降糖药配合中小量胰岛素，中医按消渴施治，投甘寒养阴之剂，用玉泉丸、参麦散、白虎加参汤等，证情未见控制，遂来求治。当时症见夜尿多、心悸，心慌，头昏失眠，小便浑浊起泡，口渴多饮，一昼夜超过4瓶（2000mL水瓶），口黏腻，时发苦，五心烦热，懊恼，初起饮食增多，近来锐减，大便先干后溏，苔黄腻，脉濡缓。

诊断：消渴。

辨证：湿热蕴结中焦，气不化津。

治法：清化湿热，调畅气机。

方剂：三仁汤合栀子豉汤加减。

药物：藿香 10 克，薏苡仁 24 克，杏仁 10 克，白豆蔻 10 克，法半夏 10 克，厚朴 10 克，大腹皮 10 克，陈皮 10 克，焦栀 10 克，淡豆豉 10 克，滑石 12 克，通草 6 克。

【二诊】6 月 12 日。服药 6 剂，口渴失眠、口中涎腻等症减轻，脘腹闷胀好转，血糖略降，尿糖定性（+++++），夜尿仍频而多泡沫，口渴，活动后心慌头昏，不耐烦劳，苔渐退，脉缓无力。

辨证：湿热蕴结中焦，气不化津。

治法：健脾化湿，益胃生津。

方剂：七味白术散加减。

药物：潞党参 24 克，焦白术 10 克，茯苓 10 克，藿香 10 克，木香 10 克，粉葛 12 克，天花粉 12 克。

【三诊】7 月 10 日。患者服上方 17 剂，症情大有好转，复诊时精神爽快。喜诉：数月来口中干腻发苦，现舌上已有津液润泽，甚感舒适，口渴大减，日饮水一瓶即可，腹胀轻微，饮食知味，可达到原来限食 350 克左右，活动后不感心累，小便次数减少，色黄浊而臭，仍有泡沫，晚间心烦，头面散发小疖疮，查血糖又有下降，苔黄中腻，脉滑微数。

辨证：余湿留滞中焦。

治法：宣化中焦，清利下焦。

方剂：三仁汤加味。

药物：白蔻仁 10 克，半夏 10 克，厚朴 10 克，苍术 10 克，黄柏 10 克，玄参 18 克，薏苡仁 18 克，藿香 10 克，滑石 12 克，通草 6 克，杏仁 10 克，竹叶 10 克。

6 剂后，血糖水平降至正常。尿糖转阴，心慌、心悸和睡眠大有好转，饮食、二便亦趋正常，基本告愈。

**按语：**此是湿热阻滞中焦，湿热俱重，清气不升，邪浊下流之证。湿邪内阻，脾不升清，故口渴多饮，头目昏晕；湿流下焦故小便浑浊起泡；湿滞肠腑，故大便溏臭不爽；湿热扰心，故心烦懊恼；口中黏腻，苔腻，脉濡亦是湿热内阻之证。故宋老首剂以三仁汤合栀子豉汤加减，开上、畅中、利下，三焦并治，湿热共清，中焦湿热得祛，脾气自能升清，故口渴失眠、口中涎腻等症减轻，脘腹闷胀好转。但湿浊阻滞日久，脾胃之气已伤，二诊以七味白术散健脾化湿、升津止渴，症情大有好转，后再以三仁汤宣化中焦，兼利湿热为法以善后。可见，中医临床必须辨证论治，俾理法方药一线贯穿，才能有效，切不可妄执定法。

### 6. 湿温发热案

王某，男，59 岁。

【初诊】1981 年 10 月 14 日。5 日前感冒起病，恶寒发热，自服感冒中成药无效并加剧。4 日来持续发热 40℃左右，入院经西医处理，吃药、打针、输液，服中药 2 剂（小柴胡汤加羌活、防风、白芷，三仁汤加石膏、知母等）发汗后，恶寒解，但高热不退。检验血象及透视心肺无异常，亦无其他病史。现症为高热（午后尤重）无汗，气短喘促，胸脘痞闷，不思饮食，大便四五日未解，小便短赤，舌红，苔厚腻，脉滑数。

诊断：湿温。

辨证：湿热中阻，弥塞三焦。

治法：清热利湿，宣畅气机。

方剂：甘露消毒丹加减。

药物：金银花 18 克，连翘 12 克，板蓝根 12 克，杏仁 10 克，黄芩 18 克，射干 10 克，石菖蒲 10 克，郁金 12 克，茵陈 18 克，滑石 18 克，藿香 10 克，通草 6 克，芦根 60 克。

嘱其立即煎服，每 3 小时服一次，每服 150mL，昼夜分服。

【二诊】10 月 16 日。上方连夜煎服，药后通身出涎汗，夜半体温降至38.5℃，凌晨退至 37.5℃，小便通利。二剂服完，体温降至正常，小便转清，腻苔消退，饮食知味，脉象转缓，唯胸脘满闷未解。

辨证：余湿留滞。

治法：芳化淡渗，和中养胃。

方剂：三仁汤加味。

药物：杏仁 10 克，法半夏 10 克，薏苡仁 18 克，白蔻仁 10 克，陈皮 6 克，藿香 10 克，茵陈 10 克，石斛 10 克，滑石 10 克，通草 10 克，白扁豆 10 克，芦根 30 克。

服 3 剂后，胸闷消除，未再发热，余症悉解而出院。

**按语：**此是湿热阻中，湿遏热伏之证。薛生白说："热得湿而愈炽，湿得热而愈横。"王孟英注曰："热得湿则郁遏不宣，故愈炽；湿得热则蒸腾而上熏，故愈横。两邪相合，为病最多。"湿与热合，两邪胶结，未得渗泄之机，故无汗发热；湿热阻滞胸脘清阳，故胸脘满闷，不思饮食。苔腻，脉滑亦是湿热之象。宋老初用和解表散、辛凉渗利之剂，以甘露消毒丹加减，意在清三焦邪热与解毒并用，解郁豁痰、芳化湿浊与渗利并投，以期解胶结，孤邪势，宣通气机，共奏分消走泄之效，俾湿热两分，邪得自解。发热退后，余湿流滞，故胸脘满闷，薛生白说："胸中痞闷为湿热必有之证。"其说为是，故宋老再予三仁汤以芳化淡渗、和中养胃之法以善后。

### 7. 湿温发斑案

曲某，男，52 岁，干部。

**【初诊】**1978 年 11 月 10 日。既往中上腹部阵发性剧痛，尤以右下腹压痛为甚，伴呕恶，血性稀便，全身有散在性出血点，双下肢及臀部紫斑尤密。曾经某医院内科检查，确诊为过敏性紫癜、高血压Ⅱ期。用维生素 C、芦丁、强地松、双氢克尿噻、乳酸钙和中药等治疗，血压降至正常，但紫斑时发时愈，饮酒后紫癜尤甚，经治疗 3 月余无效。现全身散在性紫癜，大小不等，四肢多于躯干，头昏重，腰痛，口渴不欲饮，手足心热，大便溏，小便黄少，舌苔白厚而腻，舌质微暗，舌边瘀紫，脉濡数。

诊断：发斑。

辨证：肠胃湿热，熏蒸血络。

治法：运脾除湿，清热凉血。

方剂：不换金正气散加味。

药物：苍术 10 克，厚朴 6 克，草果仁 4.5 克，薏苡仁 24 克，藿香 10 克，陈皮 6 克，焦山栀 10 克，白茅根 30 克，小蓟 30 克，丹皮 10 克，甘草 3 克。

**【二诊】**11 月 27 日。服上方 4 剂后，紫癜消去大半，饮酒一次亦未见新斑，舌边瘀紫消失。但仍头昏，手足心热，口苦咽干，舌质淡，苔中部黄腻，脉濡数。

　　辨证：肠胃湿热，熏蒸血络。

　　治法：运脾除湿，清热凉血。

　　方剂：不换金正气散加味。

　　药物：粉葛18克，苍术10克，藿香10克，薏苡仁18克，丹皮10克，白
　　　　　薇10克，青蒿10克，白茅根30克，小蓟根30克，甘草4.5克。

　　【三诊】12月9日。服上方4剂后，双下肢仍有少许散在性紫斑，下肢微痒，头昏重，口乏味，发热恶风，微汗出。

　　辨证：肠胃湿热，风热外袭。

　　治法：疏风散热，清热利湿。

　　方剂：不换金正气散加味。

　　药物：钩藤12克，茺蔚子10克，菊花10克，白蒺藜10克，地肤子18克，
　　　　　丹皮10克，苍术10克，薏苡仁24克，白茅根30克，车前仁10克，
　　　　　藿香10克。

　　【四诊】12月16日。服上方4剂后，紫癜消失，手脚心热已除；仍头昏头痛，睡眠后昏晕头痛有一过性加重；舌质干，苔中部黄腻，脉濡数。

　　辨证：湿热中阻。

　　治法：芳化湿浊，渗利湿热。

　　方剂：不换金正气散加味。

　　药物：藿香10克，佩兰10克，苍术10克，草果仁4.5克，菖蒲6克，焦山
　　　　　栀10克，淡豆豉10克，郁金10克，白蔻壳6克，通草6克。

　　服上方4剂后，多年厚腻的舌苔及头昏头痛等症均消失，身体康复，随访半年余，未见复发。

　　**按语：**此证是酒湿壅滞肠腑，邪热迫及血络所致。张景岳说："酒为水谷之液，血为水谷之精，酒入中焦，必求同类，故先归血分。"患者平素嗜酒，血分郁热，而酒能生湿，湿热阻滞，邪热不能外达，又可加重血络之热，故生紫癜。湿热壅滞肠腑，故兼口苦口黏，大便溏少，手足心热，清阳不升故口渴欲饮，头目昏晕。湿浊下流，故腰腿酸痛。针对此等证，当一以清泄胃肠湿热，二以凉血化瘀清血络之热。故宋老首剂以不换金正气散除湿清热，加入丹皮、白茅根、小蓟等

凉血化瘀之品清络热，故取捷效。二诊湿热大祛，但阴分伏热内存，故口干苦，脉数，故去掉温燥祛湿之品，而酌加清透阴分伏热的白薇、青蒿；三诊时又遇风温外感，故佐以辛凉清解之法以祛之；四诊时紫癜消失，手脚心热已除，仍头昏头痛，阴分伏热已除，余湿流滞，故以芳化、温燥、淡渗之品以善后而收全功。

### 8. 胃虚胆热胸脘痞塞案

高某，男，44 岁，干部。

【初诊】1978 年 5 月 11 日。一月来，胸部满闷，胃脘痞塞，心烦，时呕恶，喉间有痰不舒，口干苦，舌质红，苔白微腻，二便正常，脉弦滑。

诊断：痞满。

辨证：湿热夹痰，郁阻胸膈。

治法：清热除痰，芳化湿邪。

方剂：三香汤加味。

药物：淡豆豉 10 克，降香 6 克，瓜蒌壳 12 克，马兜铃 10 克，炒枳实 4.5 克，郁金 10 克，旋覆花 10 克，焦山栀 10 克，枇杷叶 12 克，通草 6 克。

【二诊】5 月 20 日。服 4 剂后，症状未减，反觉进食后胸脘压迫疼痛，舌脉未变。

辨证：胃虚胆热，痰涎壅滞。

治法：清胆降逆，祛痰和胃。

方剂：旋覆代赭汤合温胆汤加减。

药物：旋覆花 10 克，赭石 18 克，太子参 18 克，法夏 10 克，陈皮 10 克，茯苓 18 克，竹茹 10 克，生姜 10 克，甘草 3 克。

【三诊】5 月 27 日。服 3 剂后，胸膈痞塞、疼痛、呕恶大减，但胸部仍有满闷感，脉弦滑。上方去茯苓加苏梗 10 克，藿香 10 克，大枣 5 枚，芳化和中。服 3 剂后，恢复健康。

按语：薛生白讲："中气实则病在阳明，中气虚则病在太阴。病在二经之表者，多兼少阳三焦。病在二经之里者，每兼厥阴风木。"此是中虚痰湿内留，外兼少阳胆火之证。肝胆火气郁阻胸脘，故胸脘满闷不适。口苦、呕恶亦是胃虚湿留，胆火内扰，胃失和降所致。舌红苔腻，脉弦滑亦是痰热之象。故首诊以宣降肺胃、芳化湿邪的三香汤未中肯綮，宋老随即转手以旋覆代赭汤合温胆汤去枳实为法，和胃化痰、清胆降逆而使诸症霍然。

### 9. 痰热阻中不寐案

刘某，男，22岁，学生。

【初诊】1978年6月11日。头晕心悸，心烦，胸闷，多痰，口苦呕恶，午睡及夜卧均不能入寐，病已两月。舌苔白腻而黄，舌质红，脉弦细而数。

诊断：不寐。

辨证：痰热阻胃，胆火内炽。

治法：祛痰除热，清胆和胃。

方剂：黄连温胆汤合半夏秫米汤加减。

药物：陈皮6克，法半夏10克，茯苓18克，生姜10克，竹茹10克，远志4.5克，炒枳实6克，陈高粱30克，黄连4.5克，甘草3克，大枣3枚。

【二诊】6月22日。服4剂后，口苦、呕吐已平，头晕、心烦、胸闷稍减，夜寐稍佳，但睡眠不沉，痰涎甚多。续进前法，上方加生牡蛎18克，川贝母10克。服4剂后，病已愈。

按语：《类证治裁》说："胃不和则卧不安，盖胃气主降，若痰火阻痹，则烦扰不寐也。"本案患者痰热阻滞胃中，又夹胆火内炽，不能和降，故口苦呕恶，胸闷，痰热扰心则心烦、失眠，痰火上扰清窍故头晕。舌红苔腻，脉弦亦是痰火郁热之证。故宋老以黄连温胆汤利胆和胃化痰，半夏秫米汤清热和胃，痰热除，胆胃清，病立已。

### 10. 饮食停滞胃痞案

赵某，女，24岁，成都市驷马桥小学教师。

1980年8月17日来诊。自述半年多来心下痞满，嗳气食臭，腹胀肠鸣，大便稀溏，日行3～4次，舌苔白腻，脉沉弦。

诊断：痞满。

辨证：中焦痞塞，升降失常。

治法：和胃消痞，宣散水气。

方剂：生姜泻心汤加味。

药物：生姜18克，大枣8枚，黄芩10克，黄连10克，党参10克，法半夏10克，炙甘草10克，干姜6克，枳壳10克，神曲12克。

服 6 剂后病愈。

**按语：**张仲景曰："伤寒汗出，解之后，胃中不和，心下痞硬，干噫食臭，胁下有水气，腹中雷鸣下利者，生姜泻心汤主之。"《医宗金鉴》注说："其（指生姜泻心汤）意重在散水气之虚痞耳。"本案患者腹胀肠鸣、便溏、苔腻、脉弦均为饮阻肠间之症，嗳气食臭提示饮食停滞，水饮食滞阻闭胃肠，腑气不通，故心下痞满。宋老以生姜泻心汤宣发水气，消食化滞，辛开苦降，和胃消痞，故取效若神。

### 11. 痰、食、湿阻滞中焦痞证案

郑某，男，49 岁，干部。

1982 年 3 月 5 日。主诉胃脘正中部发现包块如鹅卵大，已月余，兼脘腹胀痛，不思饮食。经某医院检查，未得明确结论。曾患十二指肠球部溃疡多年，1981 年 11 月行胃镜检查，溃疡稍愈，但又发现萎缩性胃炎，今出现包块，患者甚为恐惧。细诘之，知春节初二食汤圆较多，晚 10 时又食油炸带鱼，睡至半夜 2 时，突发脘痛，胃中翻腾，呕吐大作，吐出食物、黏涎，至天明方止。此后即感胃脘隐痛，痞胀梗滞，渐觉胃脘正中部有物结聚，扪及包块如卵大，质软。饭后膨胀，不能多食，嗳气频作，时恶心，胸膺胀，喉间有痰，腹部软，无肠鸣水响，二便尚可。舌淡红而光，中心少许腻苔，脉稍细弦。

诊断：痞满。

辨证：痰食滞中，脾胃气虚。

治法：健脾理气，化痰散结。

方剂：六君子汤加味。

药物：太子参 24 克，茯苓 10 克，焦白术 18 克，陈皮 6 克，法半夏 10 克，枳实 10 克，草果仁 10 克，莪术 10 克，煅瓦楞 18 克，甘草 6 克（6 剂）。

药后包块渐消，脘腹胀痛，不思饮食诸症亦解，后以调脾养胃收功。

**按语：**此案系饮食不节，宿食呕逆而伤中土，复令胃气空虚，疏转不行，滞气、宿食与痰湿相合，聚而成痞。当虚实并调，拟健脾理气、化痰散结为治。方中用六君子汤调理中焦，补助胃气，重用白术合枳实，寓枳术丸方意，消痞化食尤善其功，术之用量倍于枳实者，以其虚多实少。草果疏肝和脾，畅达气机，合煅瓦楞软坚消痰而不伤正，莪术破积祛瘀而气血皆调。

### 12. 痰湿交阻自汗案

吴某，女，34 岁，蒲江县干部。

【初诊】1979 年 5 月 26 日。2 月上旬流产后，3 月下旬左侧面部汗出，微肿，牙龈肿胀，小腹冷痛，经期尤甚。服西药消炎抗感染，月余未效，舌苔白润，脉弦数。

　　诊断：自汗。

　　辨证：胃蕴湿痰，痰热交结。

　　治法：祛痰除热，清胆和胃。

　　方剂：温胆汤加味。

　　药物：旋覆花 10 克，陈皮 10 克，胆南星 6 克，法半夏 10 克，茯苓 12 克，
　　　　　炒枳实 6 克，茵陈 10 克，牡丹皮 10 克，焦山栀 10 克，竹茹 10 克。

【二诊】5 月 31 日。服上方 4 剂后，左侧面部出汗减半，牙龈肿胀亦消，面热解除，但小腹冷痛依然，脉弦数减缓。

　　辨证：痰湿阻滞，下焦虚寒。

　　治法：祛痰除湿，温经活血。

　　方剂：二陈汤加味。

　　药物：陈皮 10 克，胆南星 10 克，法半夏 10 克，茯苓 18 克，丹参 24 克，
　　　　　当归 10 克，赤芍 10 克，红花 4. 克，台乌 6 克。

　　服 4 剂后，病即痊愈。

**按语**：本例流产后，即面部一侧微肿汗出，牙龈肿胀，而他处并无汗出，可谓异者。《内经》说："左右者，阴阳之道路也，阴阳者，水火之征兆也。"本例所患系阳明、少阳二经循行部位，乃痰涎、瘀血阻滞其经气，致阴阳升降之道受阻。回忆沈尧封《女科辑要》曾载其师金大文治一产妇怪症："左边冷，右边热，一身四肢尽然，前后中分。金以通经祛瘀而热减大半，惜其未继用理痰之剂以竟全功。"本例素来小腹冷痛，经期时尤甚，其为血寒气滞显然。此次起病于流产之后，当与一般临产无异。但症见苔色白涎，牙龈肿痛，两手脉反弦数，因从胆胃湿热酿痰、阻塞阴阳升降之机着想，初诊即投清胆利湿、祛痰和胃之品，4 剂得效，复诊时祛痰兼祛瘀，以其素来行经时小腹冷痛，故用药温经行气，续服 4 剂得愈。

### 13. 痰火头痛案

蔡某，女，39 岁，成都某厂职工家属。

【初诊】1981 年 1 月 23 日。自诉左侧头面痛，四肢关节疼痛已 6 年。头痛每 10 天左右必发一次，均在左侧，先起于头额，后掣引左眼角及耳根、牙龈、面颊，每发均呈闪电样，瞬息即作，烧灼刺痛，延续数分钟至半小时。痛时目不能转，舌不能动，口不能开，苦痛殊甚，并有头目昏眩，干呕，常唾黏液涎沫，舌本发麻，脘痞胸闷，泛酸纳差。心烦，夜寐不安，口干苦。四肢关节游走疼痛，手指关节肿胀。二便正常，舌质红，苔黄腻，脉沉濡数。

诊断：头痛。

辨证：痰浊中阻，上扰清空。

治法：清热祛风，化痰降逆。

方剂：温胆汤加味。

药物：陈皮 10 克，半夏 10 克，茯苓 12 克，全蝎 4.5 克，竹茹 10 克，天麻 10 克，钩藤 10 克，焦山栀 10 克，菊花 10 克，牡丹皮 10 克，枳实 6 克，白茅根 15 克（4 剂）。

【二诊】1 月 30 日。服药期间发作一次，但疼痛已较前轻微，且无掣引眼耳之感。心烦、口苦、呕逆得减，昏眩、烦躁好转，惟口中黏腻，脘腹痞胀较甚，小便黄，苔仍黄厚而腻，脉弦滑微数。

辨证：痰浊中阻，气机不畅。

治法：清热化痰，祛风降逆。

方剂：温胆汤加味。

药物：陈皮 10 克，法半夏 10 克，茯苓 12 克，胆南星 6 克，石菖蒲 10 克，黄连 4.5 克，竹茹 10 克，枳实 10 克，天麻 10 克，钩藤 10 克，酸枣仁 12 克，牡蛎 24 克，甘草 3 克（4 剂）。

【三诊】3 月 6 日。服上方后疼痛未发生，头昏眩消除，舌不强，呕逆止，胸脘已舒，眠食增，痰涎大减，唯关节酸痛，舌红，苔黄腻，脉沉濡。

辨证：湿热内蕴，经络阻滞。

治法：清热燥湿，活血通络。

方剂：四妙散加味。

药物：金银花藤 24 克，萆薢 10 克，薏苡仁 24 克，防己 10 克，炒黄柏 10
克，蚕砂 10 克，怀牛膝 10 克，丝瓜络 10 克，桑枝 24 克，苍术 10
克，姜黄 10 克，羌活 10 克。

6 剂后，肢节游走疼痛基本告愈，头面疼痛亦未再发。

**按语：**《内经》云："左右者，阴阳之道路也。"人身之体，肝升于左，肺降于右，痰湿蕴热阻于中焦日久，少阳相火悉化为壮火，胆火夹痰冲逆于上，壅扰清空，故生头痛。《丹溪心法》说："头痛多主于痰，痛甚者多火。"即是此意。案中口苦、干呕、常唾黏液涎沫、脘痞胸闷、泛酸纳差均为痰热阻胃，外兼少阳相火上逆，胃失和降之证；痰热扰心则心烦，夜寐不安。宋老以温胆汤加味和胃化痰、清热平肝降逆取效，体现了肝脾同调、风痰共治的思想。后以四妙散加味清热除湿、活血通络，以通宣络中痹气而收工。

### 14. 暑湿夹滞案

王某，女，52 岁，家庭妇女。

【初诊】1981 年 8 月 22 日。口腔糜烂，两颊黏膜及舌边溃疡，口气酸臭，小便短赤，烦热口苦，服西药月余不效，仍口中灼热，腹胀，连续投知柏地黄丸、甘露消毒饮加味十余剂，无好转。脘腹痞满渐增，不欲饮食，便如黄酱，滞而不爽，便后坠胀等。经前医介绍，遂来求治。患者体胖面红，平时少患疾病，入夏因外感发热咽痛，继而又伤生冷，治疗好转后即口臭、口舌生疮一直不愈。现更气促胸闷，脘腹作胀，小便黄少，大便日三四行，每次仅下溏垢少许，频频坠胀作痛，嗳气泛酸，口干苦，时觉五心烦热，舌质红，苔厚腻灰黄。脉濡数。

诊断：痞满。

辨证：湿热壅滞，郁阻气机。

治法：清化湿热，导滞通下。

方剂：枳实导滞汤加减。

药物：黄芩 10 克，苍术 6 克，黄连 4.5 克，炒枳实 10 克，瓜蒌 10 克，木香 8 克，槟榔 10 克，酒大黄 4.5 克，泽泻 10 克，砂仁 6 克，薤白 10 克，甘草 1.5 克（2 剂）。

【二诊】8 月 27 日。便下溏垢甚多，脘腹胀满有减。仍滞涩后重，口蒸气臭，溺赤。

辨证：湿热壅滞，郁阻气机。

治法：导滞通便，清化湿热，兼利小便。

方剂：枳实导滞汤加减。

药物：黄芩 10 克，生白术 10 克，苍术 10 克，紫油朴 10 克，黄连 6 克，生
　　　大黄 6 克，枳壳 10 克，槟榔 10 克，法半夏 10 克，大腹皮 10 克，猪
　　　苓 10 克，泽泻 10 克，木香 6 克，干姜 1.5 克（3 剂）。

【三诊】8 月 31 日。口糜好转，连日来，每日下溏酱大便二次，饮食知味，
口能咀嚼，厚苔转薄。但口仍酸臭，嗳气，矢气不爽。

辨证：湿热滞肠，蕴阻气机。

治法：导下通腑，清化湿热。

方剂：枳实导滞汤加减。

药物：炒枳实 10 克，黄连 6 克，黄芩 10 克，蒌仁 12 克，槟榔 10 克，厚朴
　　　10 克，大黄 6 克，木香 6 克，焦山栀 10 克，薤白 10 克，泽泻 10 克，
　　　佛手 10 克，甘草 3 克（4 剂）。

【四诊】9 月 14 日。口糜秽臭明显好转。饮食增加，大便日一次，仍不成形，
胸脘已不觉胀痞，唯脐腹部硬满，口苦，小便不利。

辨证：湿热滞肠，蕴阻气机。

治法：导下通腑，清化湿热。

方剂：枳实导滞汤加减。

药物：黄连 6 克，黄芩 10 克，酒大黄 10 克，槟榔片 10 克，枳实 10 克，木
　　　香 6 克，焦山楂 10 克，枳壳 10 克，苍术 10 克，泽泻 10 克，瓜蒌仁
　　　12 克，厚朴 6 克（3 剂）。

【五诊】9 月 21 日。大便由溏垢转艰涩，肛门灼热，后重作胀不减，小腹硬，
小便不利，脚心发热。

辨证：湿热滞下，气机不宣。

治法：清宣下焦，通利闭塞。

方剂：宣清导浊汤加味。

药物：寒水石 15 克，蚕砂 18 克，猪苓 10 克，茯苓 18 克，皂角仁 10 克，
　　　炒枳壳 10 克，薤白 10 克，瓜蒌仁 18 克，滑石 12 克，砂仁 4.5
　　　（3 剂）。

大便趋于正常，口糜口臭全消，小便通畅，余证均解。

**按语：**叶天士讲："伤寒邪热在里，劫烁津液，下之宜猛，此多湿邪内搏，下之宜轻；伤寒大便溏为邪已尽，不可再下，湿温病大便溏为邪未尽，必大便硬，慎不可再攻也，以粪燥为无湿矣。"此证系暑湿蕴热阻滞肠间，故宋老以枳实导滞汤轻法频下，功能"消积导滞，三焦并治"。但"湿温一证，半阴半阳，其反复变迁，不可穷极，而又氤氲黏腻，不似伤寒之一表即解，温热之一清即愈，施治之法，万绪千端，无容一毫执著。"所以临证需当守住中焦，机圆法活，不可速求。

### 15. 脾虚暑湿郁阻案

孙某，男，47岁，干部。

1981年9月初诊。患者形体丰满，近年常感短气懒言，动则汗出。1980年赴京学习，时值长夏，恣啖瓜果，渐觉头晕，沉重如裹，胸膈痞闷，腹胀，肠鸣有水声，背部寒瑟如掌大；纳呆食减，厌油腻，便溏不爽，溲黄短少，呃气频作。自购上清丸、牛黄解毒丸多次服用；西医疑为冠心病，给服冠心苏合丸、烟酸肌醇无效。8月返宜宾后，地区某医院检查诊断为颈椎病，神经衰弱，服西药无效。又服中药百余剂，阅其方，初则六味地黄丸之类滋肾阴，愈服愈剧；继则频进大剂苓桂术甘之属，改从痰饮论治，间用二术二陈以燥湿化痰，附子理中以温补脾肾，效不显，患者乃专程来蓉求治。症如前述，兼见神疲乏力，耳鸣如蝉，喉间黏痰不爽，左胸闷胀，有时作痛，窜走肩胛、季肋，伴烧灼感，苔灰腻，脉濡弱。

诊断：痞满。

辨证：脾运不健，湿热阻滞。

治法：补气健脾，清化湿热。

方剂：半夏泻心汤加味。

药物：红人参6克（另煎兑冲），黄芩4.5克，黄连2.1克，泽泻10克，神曲10克，谷芽10克，麦芽10克，干姜10克，生姜10克，大枣10克，砂仁6克，猪苓6克，甘草3克，白豆蔻6克，生白术10克，半夏10克，佛手4.5克。

上方服后，腹胀、肠鸣有水音等症已除，诸症大减，纳谷觉馨，苔转薄白。唯头昏、胸背胀闷有时作痛、短气懒言、便溏、动则汗出等症未解。故二诊后，守四君子汤益气健脾为主，或佐杏仁、枇杷叶肃降肺气以化湿，或伍通草、滑石以导湿，或加瓜蒌薤白以通胸阳，陈皮、半夏以行气化痰。经2个月，各恙已瘥。唯脉微弱，腹部喜温，便溏未已。

辨证：脾肾不足，运化不及。

治法：温养脾肾，佐以升清。

方剂：二神丸加味。

药物：升麻6克，柴胡4.5克，红参6克（另煎兑入），黄芪30克，炮姜10克，肉豆蔻10克，北五味10克，补骨脂12克，焦术15克，潞党参30克，炙甘草6克，大枣5枚。

服4剂后，腹部转温，大便成形，又服4剂，痊愈。续用健脾温肾丸药，以资巩固。

**按语：**综观本例，原属中气素虚，复值夏令，恣食生冷瓜果，影响脾胃运化功能，加之感受时令暑湿邪气，湿与热搏，故发此病。古人谓中气虚则湿重于热，病发生于太阴脾肺为多，每兼少阳三焦。大凡以化气利湿，佐以清热为治，不可早用清凉或柔润之品，以免湿滞难化，缠绵不已。本例中气本虚，何堪牛黄等药，苦寒夺下，致清阳不升，脾气下陷，长期溏泻；又复感受时令暑湿邪气，岂能迭进六味地黄之类滋柔填补！一误再误，酿成痼疾。旋用苓桂术甘温化痰饮，亦属治不中窾。吴瑭谓汗、下、润三法，均非所宜，即是此理。经云："因于湿，首如裹。"《临证指南医案》说："而但湿从内生者，必其人膏粱酒醴过度，或嗜饮茶汤太多，或食生冷瓜果及甜腻之物。治法总宜辨其体质阴阳，斯可以知寒热虚实之治。"本例患者体丰形盛，易聚湿为患，湿邪郁滞，清空被蒙，则头晕耳鸣；湿困上焦，清阳阻郁，肺胃失降，则呃气频作；湿阻胸阳，气机不畅，则胸闷胀痛；湿热阻滞中焦，脾运不健，则腹胀肠鸣，便溏不爽，溲黄短少；苔灰腻而脉濡，更是湿邪之征。此时，湿热之邪非清化不去，气虚非补益难复，奈何湿邪偏盛，又宜重用辛开，遵仲景半夏泻心汤意化裁。二诊时，湿邪虽得透化，但脾运未能健旺。经云："清气在下，则生飧泄，浊气在上，则生䐜胀。"以脏腑升降言之，则脾主升，胃主降，肝主升发，肺主肃降；肾（水）主升，心（火）

主降，而其升降之转枢在于脾胃。故最终以温运脾土而获效。

### 16. 脾虚痰阻乳癖案

余某，女，33 岁，工人。

【初诊】1981 年 3 月 27 日。自诉双侧乳房下部发现多处硬块，如蚕豆大，已 4～5 年，近数月，乳内积块明显增大，大者如鸽蛋，推之移动。20 天来一直感觉患部灼热，痒痛，按之痛甚，乳房外不红不肿，西医诊断为乳腺小叶增生，服消核浸膏片和软坚散结药，未见好转。现兼头昏倦怠，腹胀，大便干结难解，眠食均减，月经愆期，量少色淡，经期少腹空痛，唇淡，面色无华，舌苔白，脉沉细而涩。

诊断：乳癖。

辨证：心脾气虚，营血不足。

治法：补益心脾，软坚散结。

方剂：归脾汤合消瘰丸加减。

药物：黄芪 18 克，潞党参 18 克，焦白术 10 克，怀山药 18 克，酸枣仁 18 克，柏子仁 18 克，远志 6 克，川贝母 10 克，牡蛎 18 克，广玄参 18 克，夏枯草 15 克，丹参 18 克，桃仁 6 克，焦山楂 10 克，乳香 6 克，没药 6 克，龙眼肉 10 克，甘草 3 克。

服上方 10 剂，4 月 17 日复诊时，双乳疼痛大减，乳内积块明显缩小，已不灼热发痒。大便转正常，每日一次。余恙均有好转。再于前方中加蒲公英 18 克，继服 10 剂，乳房积块消失，诸症悉愈。

**按语：** 心脾两虚之人，气血俱弱，痰湿内留，阻于经络，而生乳癖。痰湿郁热，故见患部灼热，痒痛，按之痛甚；月经愆期，量少色淡，经期少腹空痛，唇淡，面色无华，头昏倦怠，舌苔白为气血亏虚之症。宋老一以归脾汤和消瘰丸益气健脾、养血扶正，二以化痰活血软坚之品散结消瘰而获效。蒲公英，《本草新编》说："味苦，气平。入阳明、太阴。溃坚肿，消结核，解食毒，散滞气。"用在此有良效。

### 17. 脾虚腹泻案

彭某，男，62 岁，内江地委干部。

【初诊】1982 年 3 月 12 日。1981 年夏天因抗洪救灾，冒暑受湿，复加感冒，开始腹泻，使用多种抗生素，病情稍缓，但转为长期慢性腹泻。9月入某医大附院住院治疗，大便仍日2～4次，溏稀黏涎，经20余次大便培养，多显示酵母菌、白色念珠菌和革兰氏阴性杆菌生长，临床诊断为霉菌性肠炎，曾先后使用制菌霉素、克霉唑、红霉素，大便一直溏稀，曾被多位医生诊治。初诊时见患者形体虚胖，面色晦黄，少气懒言，便泄日2～3行，频觉少腹及肛门下坠，无疼痛、灼热及脓血，便后涎沫黏液甚多，食少，脘腹时胀，口淡无味，舌淡，苔白黄腻干，脉缓无力。

诊断：泄泻。

辨证：湿热蕴积，中气虚损。

治法：补中益气，清肠止泻。

方剂：四君子汤合白头翁汤加味。

药物：红参4.5克，太子参24克，焦白术10克，茯苓12克，地榆18克，升麻6克，雅连4.5克，秦皮10克，枳壳10克，白头翁15克，甘草4.5克。

意在用四君子汤固护中气，升麻、枳壳升发脾气而除后重下坠，合秦皮、黄连、地榆、白头翁清湿热，解蕴毒。

【二诊】3月18日。服药4剂，仅腹胀气短和下坠稍减，便溏稀如前，黏液仍多，脉象虚缓。

辨证：湿热蕴积，中气虚损。

治法：补中益气，清肠止泻。

方剂：补中益气汤合白头翁汤加减。

药物：升麻6克，柴胡10克，潞党参24克，黄芪18克，陈皮6克，法半夏6克，焦白术15克，防风6克，黄连3克，枳壳10克，神曲10克，白头翁10克，甘草6克。

【三诊】3月24日。服前方4剂，大便日仅一行，仍溏稀黏涎如涕，涂片和培养仍为霉菌生长，口淡无味，四肢清冷，纳食不香，心悸短气亦较明显。

辨证：脾肾亏虚，运化不及。

治法：补脾固肾，升阳益胃。

方剂：补中益气汤合四神丸加味。

药物：升麻 6 克，柴胡 10 克，黄芪 24 克，太子参 24 克，茯苓 10 克，焦白
术 15 克，陈皮 10 克，法半夏 10 克，羌活 6 克，防风 6 克，枳壳 10
克，肉豆蔻 10 克，吴茱萸 4.5 克。

**【四诊】** 3 月 30 日。患者服药后感觉良好，连进 6 剂，大便每日一次，成形，
腹胀和下坠感消除，黏液已极少，四末温和，精神饮食俱增。腻苔渐化，脉尚不
充。再于前方中加炮姜 10 克，续服 8 剂，诸症均失，大便一直正常。该院连续检
查大便，已全无霉菌生长。后以补中益气丸作善后巩固，于 4 月中旬康复出院。

**按语：**《内经》云："饮入于胃，游溢精气，上输于脾，脾气散精，上归于
肺。"饮食水谷入于胃中，必赖脾气运化升清才能上输心肺以化气血。或因饮食
不节，嗜食生冷，或因劳累过度，均可使脾气受损，清气不升，浊气不降，故生
胀满、泄泻之病，正如《内经》所说："清气在下，则生飧泻；浊气在上，则生膜
胀。"此案乃湿伤脾胃日久，又迭用多种抗生素中伤脾胃之阳，脾虚气陷，寒湿
下注故而便泄稀黏，并非暑热积滞壅滞肠间可比。宋老初诊辨为脾虚气陷、湿流
下焦郁而生热之证，故以补中益气汤合白头翁汤益气健脾升阳、清肠化湿为法，
效果不显。后重加升脾阳之力，效果仍不显著。宋老遂去清肠化湿之品而加用温
中固涩之剂而收效，提示临床辨证一定要以客观的临床表现为依据，切实按照中
医辨证论治来治疗才能获得显效。案中宋老认为"升麻、枳壳升发脾气"，盖升
麻辛凉可升发脾气，而枳壳性降，功能和胃降逆以通腑气，而脾胃为人体气机升
降的枢纽，脾升胃降，一身之气方得流转，故而欲脾之升，必先胃降，腑实得
下，脾经无滞，则升发有力也。此案也典型地体现了宋老运脾注重升阳的治疗
思路。

### 18. 脾虚湿热阻滞久痢案

戴某，男，43 岁，某厂干部。

**【初诊】** 1980 年 10 月 28 日。患者自 1973 年患痢疾后，反复不愈，大便时溏
时泻，夹带赤白黏液。今年 3 月开始下利脓血，近 2 月来加重，曾在某院作乙状
结肠镜检及病理切片检查，诊断为慢性非特异性溃疡性结肠炎，经中西药物治疗
未见明显好转。现痢下赤白黏冻，白多赤少，日 4 ~ 5 次，尤以晨起为甚，脘腹
每觉下坠，即欲下利，腹部胀痛，肛门灼热，里急后重，口干不欲饮，舌苔微黄
厚腻，松泡无根，脉濡软。

诊断：痢疾。

辨证：中气下陷，湿热滞留。

治法：益气升清，清化湿热。

方剂：升阳益胃汤加味。

药物：潞党参 24 克，黄芪 24 克，焦白术 18 克，升麻 6 克，羌活 4.5 克，柴胡 6 克，炒枳实 6 克，黄连 6 克，苦参 10 克，神曲 10 克，葛根粉 10 克，甘草 3 克，荷叶 10 克，茯苓 18 克（6 剂）。

【二诊】11 月 7 日。大便脓血明显减少，每日仅 2～3 次。纳食后觉腹胀、嗳气，口干不欲饮，舌质淡红，苔腻渐化。

辨证：中气下陷，湿热滞留。

治法：益气升清，清化湿热。

方剂：升阳益胃汤加味。

药物：潞党参 30 克，升麻 6 克，神曲 10 克，白豆蔻 6 克，焦白术 10 克，柴胡 6 克，黄芪 30 克，白头翁 10 克，木香 4.5 克，黄连 4.5 克，砂仁 6 克，甘草 5 克（6 剂）。

【三诊】11 月 17 日。上方服 6 剂后大便一日一行，色暗褐，有少量脓血，胃脘尚感嘈杂不舒，腹胀，舌苔白腻。

辨证：脾胃不健，湿热滞留。

治法：健脾和胃，化湿清热。

方剂：六君子汤合香连丸加味。

药物：陈皮 10 克，法夏 10 克，潞党参 15 克，焦白术 10 克，砂仁 6 克，黄连 4.5 克，炒枳实 4.5 克，草蔻仁 4.5 克，茯苓 15 克，木香 4.5 克，海蛤粉 18 克，甘草 3 克（6 剂）。

【四诊】11 月 24 日。大便已无脓血，但有白色黏液，腹痛，肛门灼热、里急后重，舌苔根部黏腻。

辨证：脾气不升，湿热留滞。

治法：补益中气，清热化湿。

方剂：补中益气汤合香连丸合三奇散加减。

药物：潞党参 24 克，黄芪 24 克，当归 10 克，焦白术 10 克，升麻 6 克，柴胡 6 克，陈皮 6 克，黄连 6 克，木香 6 克，防风 10 克，枳壳 10 克，甘草 3 克（4 剂）。

【五诊】12 月 1 日。服上方 4 剂，腹痛、肛门灼热、里急后重等症均除，大便成形，但有少量黏液，口苦吞酸，脘腹嘈杂不适。

辨证：脾虚气弱，木旺乘土。

治法：疏肝和胃。

方剂：升柴六君子汤合左金丸加味。

药物：潞党参 24 克，焦白术 10 克，法半夏 10 克，陈皮 10 克，吴茱萸 4.5 克，黄连 4.5 克，升麻 3 克，柴胡 4.5 克，甘草 3 克，茯苓 10 克。

【六诊】12 月 8 日。服药后前症均已缓解，胃纳亦可，唯大便偶见黏液，舌质淡，苔薄腻，脉濡弱。嘱慎调饮食，予参苓白术散（以太子参易人参）加苦参研粉吞服善后。

**按语：**此案乃痢疾迁延，脾虚气陷，湿热滞留肠中，壅阻气血而成。脾气亏虚，清阳不升，故纳差腹胀，肛中气坠，大便稀黏；湿流下焦，郁而化热，故肛门灼热，口干不欲多饮；湿浊阻滞气血，故大便脓血，里急后重。宋老以升阳益胃汤运脾升清，清肠化湿，后以此方加减化裁，共服二十余剂后，大便成形无脓血，一天一次，但出现口苦吞酸、脘腹嘈杂不适等兼夹少阳相火之证，故在前方的基础上加入左金丸以疏肝和胃，后以参苓白术散加苦参研粉吞服以善后。整个治疗过程均体现了宋老运脾升阳的治疗思路。前案脾虚腹泻乃脾虚气陷、湿流下焦所致，但以脾虚气陷为主，故需温中健脾升阳，稍佐化湿，若湿邪祛尽，则可加入温肾固涩一法，如四神丸之类。而本案中湿邪郁久化热壅滞肠腑气血，治疗就不唯要运脾升阳，更需清肠化湿，兼以调和气血。但都体现了宋老治疗此类疾病的一个重要的特色，即注重运脾升清。

### 19. 脾胃虚寒呃逆案

陈某，女，30 岁，某厂职工。

1982 年 5 月 7 日。患慢性胃炎年余，脘腹饱胀，隐痛，服药未愈。近两月来，胃脘痞胀则伴呃逆，嗳气频作，呃声洪亮，呃后胀减，但须臾如故。呃甚掣引两胁胀痛，呕吐清水，胃冷，得温稍减。大便隐血，溏薄不爽。太息，短气，纳呆，舌淡，苔白滑，两脉沉缓无力。辨证为脾胃虚寒，中阳不足，肝气上逆之证。宜先温升中阳，健脾培土，而后散寒降逆。

先服理中汤 2 剂：

太子参 30 克，焦白术 10 克，炮姜 10 克，甘草 6 克。

继用旋覆代赭汤加味 4 剂：

旋覆花 10 克，代赭石 18 克，太子参 24 克，法半夏 10 克，制附片 10 克，焦白术 12 克，丁香 6 克，柿蒂 10 克，生姜 6 克，甘草 6 克。

两方共服 6 剂后，呃逆顿除，脘痞腹胀消减大半，胸胁痛止，嗳气、矢气多，思食，精神转佳，逆气得平。拟疏肝和胃为治，用柴胡疏肝散合理中汤调理肠胃。6 月后呃逆未再复发，余证基本好转。

**按语**：脾胃虚寒，故胃冷、纳呆、得温稍减、呕吐清水；土虚木乘，则胃气失和，故胃脘痞胀则伴呃逆，呃甚掣引两胁胀痛。舌淡苔白滑，脉沉缓无力，亦是脾胃虚寒之象。针对此土虚木败之证，宋老先以理中汤两剂以温运脾胃之阳，再用温中运脾、平肝和胃之剂，则呃止顿除，腹胀大减。如此治法，值得深思。

### 20. 中虚冷食积滞腹痛案

萤某，男，重庆某中学教员。

患者于 20 世纪 30 年代末以急腹症收住教会所办宽仁医院。外籍医生诊断为急性阑尾炎并发腹膜感染，须急做手术，却索医金 120 元。患者无此重金，且惧开刀，以友情求治于余。

患者面色惨白，腹冷痛甚剧，拒按，时欲解便而不能出，欲矢气而不能通；小便亦闭，四肢逆冷，脉沉伏而微，苔白质淡。问诊时知前日晚饭后又贪食凉面一大碗，乃发病。

诊断：腹痛。

辨证：中阳不运，冷食积滞。

治法：温中散寒，行气消滞。

方剂：枳实理中汤。

药物：人参 10 克，干姜 10 克，焦白术 10 克，枳实 15 克，甘草 3 克。

煎后将药汁纳入瓶内，暗遣人送至病所，分次服用。翌日晨，患者步入余诊处，连连称谢，言夜间一剂尽，天明大便通，小便利，疼痛霍然而愈。后以健脾温中之剂调理而安。

按语：《诸病源候论》说："腹痛者由脏腑虚，寒冷之气客于肠胃募原之间，正气与邪气交争相击故痛。"叶天士《临证指南医案》中亦说："脉沉微，腹痛欲大便，阴浊内凝，乃阳气积衰，通阳必以辛热。"与本例极为切合。

### 21.寒湿腹痛案

刘某，女，23 岁，学生。

【初诊】1978 年 6 月 9 日。自述 5 年前，因头昏晕疼痛，长服枸杞、熟地达 2kg 余，自感头昏痛稍减，但又食少嗜卧，身软乏力，未予治疗。后因大怒痛哭后，渐至视物昏花，眼前如蚊蝇飞舞，自服苦寒清肝之石决明，症不减，反致五心烦热。加服羚羊角粉，共计 40 克余，烦热稍减。即去游峨眉山，值夏日炎炎，身汗如洗之际，忽遭雷雨，山上寒风刺骨，衣里冷湿。次日晨，雾云迷漫，寒气袭人，急急下山，行至山脚，月经来潮，色红量多，腰冷小腹坠胀，面目浮肿。3 日经尽，浮肿、坠胀亦随之消失，但又五心烦热，坐卧不宁，喜用冰搓手，大便秘结，食欲亢进，自服番泻叶、酒大黄、大承气汤等，大便暂通，停药如故。如此 3 月，便秘未愈，更增小腹坠胀、冷痛，诸般调治，奈症情繁杂，不得要领，终未获效。现小腹寒冷坠胀作痛，五心烦热，喜触冷物，视物模糊，有如蚊蝇飞移，大便秘结，小便清长，舌质淡红而润，苔少，脉细缓无力。

诊断：腹痛。

辨证：阳虚寒湿，虚阳浮越。

治法：温脾胜湿，摄纳浮阳。

方剂：肾着汤加味。

药物：干姜 12 克，茯苓 30 克，甘草 30 克，生白术 30 克，法半夏 12 克，白芍 12 克。

【二诊】6 月 17 日。4 剂后大便通畅，腰冷及五心烦热减轻，但腹中雷鸣，小腹冷胀疼痛难忍，月经又临。舌质红，苔薄白，脉细无力。

辨证：阳虚寒湿，气血虚弱。

治法：温肝暖胃，补养气血。

方剂：温经汤加减。

药物：吴茱萸 10 克，桂枝 10 克，当归 10 克，白芍 18 克，川芎 10 克，丹皮 6 克，阿胶 10 克，潞党参 10 克，麦冬 10 克，法夏 10 克，生姜 10

克，紫石英 18 克，甘草 6 克（4 剂）。

【三诊】6 月 22 日。月经呈块状物排出后，小腹胀痛减轻，仍觉冷，舌质淡，苔薄白。

辨证：阳虚寒湿。

治法：温运脾肾，蠲饮利湿。

方剂：肾着汤加味。

药物：甘草 30 克，干姜 18 克，茯苓 30 克，生白术 30 克，天雄片 24 克，法半夏 12 克（4 剂）。

【四诊】7 月 1 日。腰及小腹冷痛大减，仍视物昏花，如有蚊影，腹中雷鸣，舌淡，舌边瘀紫，脉细缓无力。上方去法半夏、天雄片，加桂枝 10 克，红花 10 克，2 剂。

【五诊】7 月 8 日。视物变清晰，蚊影消失。小腹仅早晚时有冷感，手足心热，腹中雷鸣反加重。

辨证：阳虚寒湿。

治法：温运脾肾，蠲饮利湿。

方剂：肾着汤加味。

药物：甘草 30 克，干姜 12 克，茯苓 30 克，生白术 30 克，制附片 24 克（4 剂）。

【六诊】7 月 20 日。病情好转，腹冷痛及腹中雷鸣消失，唯五心仍觉烦热。

辨证：阳虚火浮。

治法：调补肾气，摄敛浮阳。

方剂：肾气丸。

药物：大熟地 18 克，怀山药 18 克，枣皮 10 克，泽泻 4.5 克，茯苓 10 克，牡丹皮 10 克，肉桂 10 克，制附片 24 克。

服 4 剂后，诸症痊愈。

**按语：**本例初期因自服大剂厚味滋腻，影响脾胃运化，湿饮内停，加之性情郁怒，暗耗肝阴。肝开窍于目，目为精之窠，肝之精气不得充盈两目，肝气夹湿浊上蒙于目，致视觉昏花，有如蚊蝇飞绕。此时理应养肝除湿，反误用苦寒清肝，不仅肝阴愈伤，中阳亦受戕伐。继因登山劳累，于身热汗出之时又遭风雨雾露之侵，时值经潮，寒湿乘虚而入，流着于内。正如《金匮要略·五脏风寒积聚病脉证并治第十一》所说："……身劳汗出，衣里冷湿，久久得之，腰以下冷痛，腰重如带五千钱，甘姜苓术汤主之。"患者随后出现便秘，亦非热结阴亏，乃阴寒内盛，脾肾气化不行，大肠传导失司，即肾为胃关，肾司二便之义。用苦寒峻下之味，徒伤阴耗气，病焉得愈！故初诊径投肾着汤，加法夏燥湿运脾，白芍柔肝护阴，4 剂得手。二诊，腹中雷鸣，乃阳气欲复，与阴寒相争激而作声，小腹冷痛甚，乃下焦虚寒，气血不足，故以温经汤加紫石英等，温经散寒，养血暖宫。缓解后，仍守肾著汤加味治之，终使阴寒消散。最后以肾气丸调补阴阳，强固肾气，虚阳得潜，烦热即除，诸症悉愈。

### 22. 脾虚气陷药物所致白细胞减少症案

杨某，男，50 岁，干部。

【初诊】1981 年 6 月 21 日。主诉四肢无力，头昏眩，全身困倦，咳嗽，气短，声嘶，已近一年。一年前外出工作时患感冒，腹泻，医以痢疾治之，予阿司匹林和大剂量氯霉素，下利止后，即倦怠乏力，心悸气短，日趋加重，伴午后畏寒，低热，汗出，下肢轻度浮肿，纳差眠少，形体消瘦，经常感低热，汗出，下肢轻度浮肿，纳差眠少，形体消瘦，经常感冒。化验血象，白细胞一直偏低，现仅 $2 \times 10^9$/L，血脂升高，西医诊断为药物所致白细胞减少。虽经治疗，未见好转。查患者舌质淡，苔薄白，脉虚细无力。

诊断：心悸。

辨证：气血亏虚，中气不足。

治法：补中益气，养血宁心。

方剂：补中益气汤加减。

药物：红参 10 克，黄芪 30 克，升麻 6 克，柴胡 10 克，当归 10 克，枣仁 15
　　　克，丹参 24 克，炙甘草 6 克，大枣 6 枚。

【二诊】7 月 3 日。服上方 18 剂，气短乏力好转，咳嗽止，声已不嘶，四肢渐觉有力，畏寒汗出均减，白细胞回升，接近 $3 \times 10^9$/L。唯夜寐不深，消化较差，腹胀便溏。

辨证：脾虚不运，心神失养。

治法：养心安神，健脾补胃。

方剂：补中益气汤加减。

药物：潞党参 24 克，黄芪 30 克，红参 6 克，焦白术 12 克，茯苓 12 克，陈
　　　皮 10 克，半夏 10 克，鸡血藤 24 克，夜交藤 24 克。

【三诊】7 月 14 日。服上方 8 剂，诸症陆续好转，畏寒，低热消失，胃纳睡
眠转佳，脉渐有力。仍宗前法，并加桂枝、龙眼肉、枸杞等温养气血之品。服 14
剂后，白细胞恢复到 $3.65 \times 10^9$/L，血脂降至正常，再于原方中加淫羊藿 30 克，
益智仁 10 克，益元阳，以助真火温煦之力，使精血健旺，疗效巩固。患者服药
半月，诸症基本消除，白细胞升至正常，能胜任日常工作而停药。

**按语：** 中医临床贵在辨证。此案患者心脾气血两虚，故宋老始终以益气健脾
升阳为主法，俾脾胃充健、化源得力，气血自充，正如《内经》所说："中焦受气
取汁，变化而赤，是谓血。"故而西医之白细胞减少症亦得痊愈。

### 23. 土虚木败臌胀案

何某，男，30 岁，蒲江县教师。

患者于 1980 年 7 月初发病，全身乏力，腹胀、食欲减退，厌油，全身皮肤
及巩膜发黄，入当地医院治疗半月，经保肝、抗病毒及对症治疗，无好转。进而
出现腹水，两肋胀满，呕吐腹泻。查肝功：转氨酶 389 单位，脑絮（+++），麝
浊 18 个单位，黄疸指数 35 个单位。于 7 月下旬转送某医院，以病毒性肝炎活跃
期收入住院部，诊断为亚急性肝坏死。治疗中病情持续加重，肝功恶化，腹水迅
速增多，下肢浮肿，小便极少，蛋白比例倒置，总蛋白 5.9g，白蛋白 2.55～3g，
牙龈时出血，咯痰和鼻孔中有血丝和少量紫黑色血块，精神衰惫，脘腹胀闷，纳
差，时欲泄，便溏不爽。除用常规西药治疗并用激素、乙肝灵及输血外，两月内
连续输入人体白蛋白 10 支，水肿短暂得控，停用白蛋白则肿胀如故。医生认为
其肝功损害严重，难以挽救。患者家属抱一线希望，转请中医会诊。当时患者
面色萎黄晦黯，全身皮肤发黄，精神委顿。腹围 77cm，膨隆如鼓，两肋痞胀微
痛，虽矢气而腹满不减。小便短赤，夜尿频少，用大剂西药利尿，小便仅能维持
700mL/ 日，下肢浮肿，按之凹陷。大便坠胀，频频欲泄，但泄少而不爽。日纳食
100～150g，食后痞胀更甚。唇深红而干，口甜腻乏味。舌质红，无苔少津。脉
象左弦细，右沉缓无力。动则气短，夜寐不安，多梦易惊。

【初诊】1980 年 10 月 5 日。症如前述。

诊断：臌胀。

辨证：肝脾失调，气郁水结。

治法：培运脾土，疏泄肝木。

方剂：香砂六君子汤加味。

药物：白晒参 6 克，潞党参 18 克，焦白术 10 克，茯苓 18 克，陈皮 6 克，法夏 10 克，砂仁 4.5 克，枣仁 10 克，黄连 3 克，枳实 1.5 克，枸杞 18 克，牡蛎 18 克，甘草 3 克（4 剂）。

【二诊】10 月 11 日。药后小便稍增，下腹坠胀稍减，不矢气，但嗳气，腹满硬胀，大便日四五行，小便黄赤。舌质光红，舌苔中后部黄腻。

辨证：肝脾失调，气郁水结。

治法：运脾理气，利湿通络。

方剂：木香顺气丸加减。

药物：枳实 10 克，白术 18 克，青皮 6 克，焦山栀 10 克，丹皮 10 克，茯苓皮 18 克，砂仁 6 克，白茅根 30 克，茵陈 10 克，丝瓜络 10 克，苍术 10 克，车前仁 10 克，佛手 10 克，香橼 4.5 克，通草 6 克，玄参 10 克（3 剂）。

【三诊】10 月 20 日。尿量增加，可达 1100 ~ 1300mL/d，胀满已减。口能知味，肠鸣矢气，大便稍成形。但腹围如故，肋胀引两背，动则气短心累。脉象左弦，右缓弱无力。

辨证：肝脾失调，气郁水结。

治法：培土泄木，调理肝脾。

方剂：香砂六君子汤加味。

药物：潞党参 18 克，白晒参 6 克，茯苓 18 克，焦白术 10 克，陈皮 6 克，法夏 10 克，砂仁 4.5 克，车前仁 10 克，枳壳 3 克，佛手 4.5 克，鸡内金 10 克，炒谷芽 15 克，甘草 3 克。

【四诊】12 月 2 日。服上方 10 剂后，病情明显好转，胸胁及脘腹痞胀更为减轻，小便量白天有所增多，下肢水肿消失，腹围减至 70 ~ 73cm。眠、食均较前好转。11 月 28 日，患者食油腻食物及生冷水果后，病情骤然反复，呕吐 3 次，食物残渣中带少量紫黑血块，头昏乏力，心空悸，汗出，呃逆频作，嗳气腥腐。脉沉细，舌质光红，少苔。

辨证：中气受损，肝胃气逆。

治法：固气养阴，和胃降逆。

方剂：生脉散合旋覆代赭汤加减。

药物：白晒参10克，法半夏10克，麦冬10克，北五味10克，代赭石15克，茯神12克，枣仁12克，焦白术10克，旋覆花10克，竹茹10克，陈皮4.5克，柿蒂7个（3剂）。

嘱熬糊米水频频呷服。

【五诊】12月8日。连服3剂后，前述证情明显缓解，再续服原方4剂，病情稳定。但小便量又少，日仅800～1000mL；胸脘及胁背痞胀，心下满闷；腹胀肠鸣，便溏，口干，每餐仅食50g许，食后犹感脘闷腹胀。唇红，舌燥少津，脉细弦微数。

辨证：水热搏结，升降失司。

治法：清热利湿，消痞除满。

方剂：泻心汤加减。

药物：黄芩10克，法半夏10克，黄连4.5克，淡干姜4.5克，猪苓10克，泽泻10克，枳实2.5克，白豆蔻6克（4剂）。

【六诊】12月18日。脘痞及腹、胁胀满有减，腹部按之和软，小便增至1200mL/日，色渐清。但小便余沥不尽，舌苔中后复腻。

辨证：水热搏结，升降失司。

治法：清热利湿，消痞除满。

方剂：泻心汤加减。

药物：白晒参10克，黄芩6克，黄连4.5克，车前仁10克，厚朴4.5克，法半夏10克，白豆蔻6克，大腹皮10克，广玄参12克，天花粉10克，茅根30克，干姜10克（2剂）。

此后，在泻心汤的基础上，酌情配合六君子汤以补胃气，并兼予宽气、利尿、滋液复方并进，约20剂，病情稳步好转，下肢水肿未再发生，腹部膨隆消失，腹围减至68cm，胀满大减，大便成形，日一次。纳食增加，每日可进食

150～300g，精神渐复，可轻微活动，小便增至1400mL/d。肝功检查，转氨酶正常，蛋白仍偏低。于12月底出院，继续服用中药调治，除配合少量西药利尿外，停服其他西药。

【七诊】1981年1月5日。小便量恢复正常，每天1700～1800mL，但白天尿少，夜间尿频。纳食后尚觉脘腹饱胀，口中乏味，肠鸣，大便时溏。腰膝酸软，目睛干涩，唇干，舌红少津，脉仍细弦缓弱。

辨证：精气亏虚。

治法：补益脾肾，培补根本。

方剂：香砂六君子汤合六味地黄汤加减。

药物：红参6克，焦白术10克，黄芪18克，茯苓18克，砂仁10克，木香6克，陈皮6克，法半夏10克，巴戟10克，熟地黄18克，菟丝子18克，怀山药12克，枣皮10克，泽泻10克，车前仁10克。

此后，在六君子汤的基础上，或合一贯煎养阴柔肝，加重谷麦芽、砂仁、鸡内金等健胃运脾；或合茅根、椒目、防己等利水化湿；同时配合杞菊地黄丸早晚服用。并注意和情志，节房室，慎饮食。服药2月，胀满消除，饮食及二便正常，腹围恢复正常（66cm）。1981年2月底复查肝功，各项指数显示正常，蛋白总量由原来5.9g增至6.6g，白蛋白由2.5g增至3.8g，基本治愈。续用六味地黄丸调理收功。

**按语：**《沈氏尊生书》说："臌胀……或由怒气伤肝，渐蚀其脾，脾虚之极，故阴阳不交，清浊相混，隧道不通，郁而为热，热留为湿，湿热相生，故其腹胀大。"可见臌胀之疾，病起于肝，渐次伤脾，终至肝脾俱亏，湿饮内留，所以治疗注重运脾除湿，正如《金匮要略》所说："见肝之病，知肝传脾，当先实脾。"此案中宋老始终用六君子汤为主加减化裁，以益气补中，荣灌四旁，扶土荣木，升清降浊，兼以和肝，以去胀消臌。后期则以调补脾肾为法，如宋老在该病后期用六味地黄丸合菟丝子、巴戟等滋阴精以扶肾气，助疏泄以升津利水，是乙癸同治、脾肾双补之意。另治疗这类本虚标实的肝疾腹水，不可妄用攻伐，忌求速效，应慎选行气利湿、消积化瘀之品。本例以扶正固本为主，兼以疏利，是使臌胀和水肿渐次消减，肝肾功能逐步恢复的关键。顾松园《医镜》说："臌胀起于脾虚气损，治之当以大补之剂培其根本，少加顺气以通其滞，有类积者，以消导去其积，有夹热者，加寒凉以清其热，如单用大补而佐使不明，则必致壅滞，而胀愈甚矣。"

### 24. 脾肾虚寒冷积腹痛案

冀某，男，55岁，干部。

患者于1971年4月起，腹冷痛，胀满，痛即欲便，便后稍减，一昼夜痛泻四五次至十余次，或稀或溏，直至空腹后稍适。自觉腰冷如冰，虽热敷而不温，拔火罐病可暂缓。经大便常规、钡餐X线摄片和乙状结肠镜检，除见回盲部及乙状结肠充血外，余无特殊发现。拟诊过敏性肠炎等，先后两次住院，经中西药治疗，效不佳。且觉小腿无力和隐痛，辗转前来就诊。

自诉原在部队工作，长期露宿等，后每阴冷雨雪时，即有腹痛、便急、食滞之候，经对症治疗即消失。1959年调西藏工作，8个月后，腹痛、便溏复发并伴失眠，检查无特殊发现，数次住院中西药治疗无效，后自做气功获效，直到此次旧病又发。

【初诊】1973年3月10日。少腹冷痛，喜热饮，怯冷食，舌苔白，质胖，脉沉细弦，余症全如上述。

诊断：腹痛。

辨证：脾肾阳虚，运化失职。

治法：温肾暖脾。

方剂：附子理中汤加味。

药物：盐附子25克，肉豆蔻10克，干姜片12克，潞党参25克，生白术20克，茯苓皮30克，炒白芍12克，广木香10克，炙甘草12克。

辨证：肝肾阴寒，大肠积寒。

治法：温肝暖肾，通下寒积。

方剂：附子理中汤合小承气汤加减。

药物：盐附子30克，干姜片20克，上肉桂10克，法半夏25克，川厚朴10克，炒枳实10克，广木香10克，北细辛6.5克，盐小茴12克，焦白术20克，炒白芍10克，吴茱萸10克，生大黄10克（另，片刻冲服）。

【三诊】3月27日。服2剂后腹痛转急，腹泻次数亦增，腹中又冷胀不适。

去大黄，又进 2 剂，痛泻减。

辨证：肝肾阴寒，虚实夹杂。

治法：温经散寒，培土扶阳。

方剂：黄芪建中汤加味。

药物：黄芪 30 克，附片 30 克，桂枝 20 克，白芍 20 克，生姜 10 克，大枣 3 枚，炙甘草 10 克，小茴 10 克，丁香 10 克，良姜 12 克，吴茱萸 10 克，饴糖 30 克（兑服）。

【四诊】4 月 1 日。服 4 剂后，腹中痛、胀发凉之感显著减轻，唯少腹左侧隐痛拒按。

辨证：肝肾阴寒。

治法：温肝暖肾。

方剂：当归四逆加吴茱萸生姜汤加减。

药物：当归 10 克，桂枝 20 克，附片 30 克，赤芍 10 克，小茴香 10 克，广香 6.5 克，细辛 6.5 克，吴茱萸 10 克，桃仁 10 克，木通 10 克，甘草 6.5 克，生姜 10 克，大枣 6 枚。冲服半硫丸。

服半硫丸 2 日，自觉不适，停用。服上方 4 剂后，少腹隐痛拒按消失，但仍腹冷便溏不解。

辨证：肝肾阴寒，气血不运。

治法：温肝暖肾，理气活血。

方剂：当归四逆加吴茱萸生姜汤加减。

药物：当归 16 克，桂枝 20 克，白芍 10 克，附片 30 克，白术 10 克，细辛 10 克，吴茱萸 10 克，小茴香 10 克，广香 10 克，桃仁 16 克，高丽参 25 克，炙甘草 6.5 克，茯苓 10 克，木通 10 克，生姜 6.5 克，太子参 30 克，丁香 10 克，台乌 10 克，橘核 10 克。

以台乌、橘核、小茴香、木香暖肝理气；当归、桂枝、桃仁通络逐瘀；重用人参补虚安中。其余大队温药，皆为温散厥阴寒凝而设。

服 4 剂后诸症悉减，腹痛消失，大便渐趋正常，舌脉亦平。但腹中略有凉感。乃改汤为丸，每服 10 克，早晚各服一次，调理两月而安，未再复发。

**按语**：此症乃沉寒痼冷结聚三阴之患。患者早年坐卧山洞，饮冷吞雪，以致寒邪稽留三阴。当其少壮，气血充实，正能胜邪，不致发病。中年以后，气血渐衰，复处高寒之域，外寒引动内寒而发病。宋老先以附子理中汤温脾肾之寒而初见成效，但厥阴之寒凝未开，故小腹凉痛仍较甚。后以当归四逆汤加减温肝散寒、养血通脉以收功。着眼点全在温散三阴寒凝。用半硫丸及大黄不应者，以阴寒凝滞非有形之邪结踞大肠，病在厥阴肝经，故通其腑气无益。

### 25. 脾肾虚寒气滞腹痛案

何某，男，60 岁，射洪县干部。

【初诊】1981 年 11 月 13 日。十余年来少腹和脐周冷痛，反复发作，每发腹内拘急如冷风扇入，疼痛 1 小时多方缓解，严重时日发数次。胸脘闷胀，入冬畏寒尤甚，入夜则周身四肢酸楚疼痛，长期夜难安寐，入睡后常惊惕呻吟，平时倦怠，纳少，多食则腹胀吐酸，小便滞涩而夜尿频多，苔白滑润，脉沉涩。

诊断：腹痛。

辨证：脾肾阳虚，寒凝气滞。

治法：温中散寒，行气除滞。

方剂：大建中汤加减。

药物：潞党参 24 克，干姜 10 克，蜀椒 6 克，吴茱萸 6 克，砂仁 10 克，青皮 10 克，广香 6 克，饴糖 30 克，甘草 6 克（3 剂）。

【复诊】11 月 16 日。少腹脐周冷痛显著好转，肢体痛减，脘痛胸闷消除，夜眠惊叫已止。四肢仍有凉感，夜尿多，苔少质淡，脉仍沉细缓涩。

辨证：脾肾阳虚，寒凝气滞。

治法：补肾扶脾，温阳散寒。

方剂：肾气丸加减。

药物：肉桂 6 克，制附片 10 克，熟地黄 18 克，枣皮 10 克，怀山药 18 克，枸杞 18 克，覆盆子 18 克，小茴香 10 克，补骨脂 10 克，杭巴戟 12 克，益智仁 10 克，台乌 10 克。

继服上方半月，遂愈。

**按语**：《金匮要略·寒疝腹痛宿食病》说："夫瘦人绕脐痛，必有风冷。"《诸病源候论》说："久腹痛者，脏腑虚而有寒。"本例患者年老，腹痛缠绵日久，拘急冷痛如风贯入，责之于脾肾阳虚，阴寒内凝，故以首大建中汤加味温中散寒疼痛，得效后继之补火生土，脾肾并调，用肾气丸加味守服而愈。

### 26. 脾肾阳虚，湿流下焦淋证案

陈某，女，30岁，某幼儿园老师。

【初诊】1982年2月27日。患慢性肾盂肾炎多年，反复发作，使用呋喃坦啶及庆大霉素针药甚多，不能根治。近年愈发愈频。此次因春节后劳作较多而发，腰痛、尿频、尿急，西医用针剂一周多无效，服清热利湿中药亦未好转。就诊时，尿频，日20余次，小便后感尿道坠胀、涩痛、腰胀，小便深黄，镜检红细胞++，脓球++，头额空痛，面目浮肿，时感冲热，手脚冰凉，不思饮食，舌淡苔白，脉沉细无力。

诊断：淋证。

辨证：脾肾虚馁，摄纳无权。

治法：补益中气，助肾摄纳。

方剂：补中益气汤加味。

药物：潞党参24克，生黄芪24克，焦白术10克，茯苓10克，甘草6克，当归10克，怀山药15克，覆盆子15克，益智仁10克，升麻6克，小茴香6克，柴胡6克，木通4.5克。

【二诊】连服6剂，小便次数大减，日5~6次，能控制，面浮肿减轻，冲热平，纳增，精神好转，肢凉转温。小便仍浑浊，脉沉细。

辨证：肾气虚耗，脾湿下流。

治法：脾肾双固，泌别清浊。

方剂：补中益气汤合萆薢分清饮加味。

药物：潞党参24克，黄芪24克，焦白术10克，怀山药18克，菟丝子18克，萆薢6克，台乌10克，青盐4.5克，车前仁4.5克，甘草6克。

患者服上方10剂后，小便恢复正常，面浮肿、腰痛消失，精神转佳，诸症基本痊愈。后以健脾调胃之剂善后。

**按语：**针对脾肾阳虚气陷、湿流下焦所致的淋证，治疗当分轻重缓急，不可徒事清利。本案患者患病多年，反复发作，正气已损，治疗尤当顾护其本，故前医给予清热利湿中药未见好转。宋老开首即以补中益气汤补养气血，升阳举陷，加覆盆子、益智仁固摄肾气，少佐小茴香温肾化气，木通清利湿热，8剂后症情

大减。正气稍充，再在原方基础上合入草薢分清饮化裁，以补益脾肾之气，分清化浊，从而使正气复、邪气散而病情痊愈。

### 27. 脾肾阳虚不摄吐血案

王某，男，58岁。

1985年5月18日来诊。因患胃、十二指肠溃疡，于1978年行胃大部切除术，两年后因吻合口溃疡再度手术。术后病情仍未控制，胃痛阵发，稍劳则口吐鲜血。胃镜复查结论：胃吻合口充血水肿。近两月因劳累致吐血频发，多则7~8口，少则1~2口。先后服云南白药、泻心汤、黄芪建中汤等，疗效不显。病者面色萎黄，神疲乏力，胸脘懊憹隐痛，时有恶心呕吐，吐出食物残渣夹有鲜红血块。大便稀而色黑。手足清冷，耳鸣头晕。舌淡苔薄黄，脉细无力。吐血频发，气随血去，久则气伤及阳，阳气不能内守，血失益频。治宜温肾阳、健脾气。药用《金匮》肾气丸、香砂六君子丸，每次各服10克，一日2次。服药半月，吐血渐止，胃痛未作，嘱继续服药3月，以固疗效。

**按语：** 张石顽《医通》论呕血证治有三，其中由"阳衰不能内守而呕者，异功散研服八味丸"治之。另引喻嘉言曰："盖气与血，两相维附。气不得血，则散而无统；血不得气，则凝而不流。故阴火动而阴气不得不上奔，阴气上奔而阴血不得不从之上溢而竭矣。血既上溢，其随血之气，散于胸中，不得复返于本位，则下厥矣。"并谓其治法"则以健脾中之阳气为第一义。健脾之阳，一举有三善：一者脾中之阳气旺，而龙雷之火潜伏也……一者脾中之阳气旺，而饮食运化精微，复生其已竭之血也。"同时还指出："古方治龙雷之火，每用桂、附引火归元之法。"以上张、喻二氏之论，证之本例，可谓相合。

### 28. 脾肾阳衰音哑案

高某，女，42岁，干部。

患者于1972年曾声音嘶哑，诊断为咽炎、喉炎，用消炎药物不效，发展为咽喉化脓、水肿，迁延两月始愈。1975年3月又声嘶、声哑，渐至完全失音。曾多处诊治，西药不外消炎润喉之剂，中医率皆清热利咽之品，诸如胖大海、蝉蜕、诃子等，皆不效。后至某医院耳鼻喉科检查，诊为癔病性失音，与神经合剂、镇静剂等，亦不效。伴颜面潮红，畏寒怯冷，暑天不离毛衣，饮食极少，软弱乏力。

【初诊】1975年7月22日。时患者完全失音，唇舌动而未闻其声，每以书写代言。咽喉不痛不痒，不咳。每餐仅食 25 克许，稍多食即痞胀，呃逆嗳气，略食油、肉即腹泻。然饮水甚多，每日可饮 5000mL 以上磅。形体瘦弱，委顿，焦急，少气不足以息，四肢冰冷，重衣不暖。两颧泛赤，舌淡苔白，脉沉细数。

　　诊断：喉瘖。

　　辨证：脾肾阳衰，寒凝肺窍。

　　治法：助阳散寒，宣通肺窍。

　　方剂：麻黄附子细辛汤加味。

　　药物：麻黄 3 克，细辛 3 克，制附片 10 克（先煎），甘草 4.5 克。

　　【二诊】9 月 6 日。初诊后，患者始疑其药温燥，继见药简价贱，犹豫不决，后思医必有据，且感诊治之诚，姑勉试之。剂尽，觉全身温暖，腿足有力。服 3 剂后，胃脘宽舒，呃逆呕恶不复作，但声哑如故，气常不足。

　　用麻黄附子甘草汤为主，以其食少气短，四肢厥冷。

　　辨证：脾肾阳衰，寒凝肺窍。

　　治法：脾肾双补，助阳通窍。

　　方剂：麻黄附子甘草汤加味。

　　药物：蜜麻黄 3 克，制附片 10 克，炙甘草 3 克，红参 3 克（另煎兑服），黄
　　　　　芪 20 克，枣皮 10 克，枸杞 10 克，菟丝 20 克。

　　上方服至 1975 年 10 月间，虽声仍未出，然全身情况续有好转，饮食增加，精力渐充。一日清晨，于静卧中说话忽能出声，然一俟坐起，又觉气隔而声不复出。乃于前方中加巴戟 10 克，淫羊藿 26 克，肉苁蓉 20 克，熟地黄 20 克。续服 14 天许，一日忽能出声为言，全家喜甚，亲来相告。诚其勿过兴奋，恐有反复，如有亦勿气馁。果半日后又复喑，服药数剂后声又复出。如此每 2～3 日一反复，延至 1976 年 1 月 27 日，始能持续为言，不复再喑。但仍觉气不足，声音断续而微。

　　【三诊】

　　辨证：脾肺气虚，寒痰凝滞。

　　治法：补益脾肺，除痰开痹。

　　方剂：回升膏加减。

　　药物：红参 30 克（膏成后研末加入），贝母 10 克（膏成后研末加入），大枣
　　　　　20 枚（去核），金橘饼 60 克（切块），生黄芪 60 克，麦冬 60 克，北

五味 30 克，枣仁泥 30 克，诃子肉 30 克，款冬花 16 克，细辛 10 克，石菖蒲 10 克，饴糖 60 克，通草 10 克（切断），蜂蜜 1000 克（膏成后加入和匀）。

上药除红参、贝母、蜂蜜外，余药均熬 3 次，取汁去渣，浓缩成膏，加入红参末、贝母末与蜂蜜，和匀即成。每服一匙，一日 3 次，开水调服。

上药尽一剂后，语言可持续，无气息欲断之感；尽 3 剂后，语言如常，不再畏寒厥冷，精力大充，食量亦增（每日可食 300～350g），潮热颧赤之戴阳证消失，脘腹不胀，腿足有力，体重增加。1977 年 8 月底随访，患者神健体充，侃侃而谈，历二时许，而略无声嘶不续之象。

**按语：**《内经》云："清阳出上窍。"患者起于外感风热，本当辛凉疏表而愈，奈何诸医肆用苦寒清热利咽，终至脾肾阳气受伤，清阳不能上升，阴寒浊邪害清，故竟完全失音。宋老先予麻黄附子细辛汤加味温肾散寒，宣肺通窍，患者症状有好转，后在此基础上加入脾肾双补之品，患者始能发声，再以张石顽回升膏化裁以益气健脾、补肺充液、化痰散寒开窍为法而收全功。

### 29. 胃燥痰阻呃逆案

潘某，男，46 岁，射洪县小学教师。

【初诊】1981 年 10 月 29 日。呃逆持续年余，诱发原因未明。体壮少病，素嗜烟酒辛燥，呃逆每发必十余日方解。呃声不扬，但掣动有力，坐时可摇椅，卧则动床，连续发作必吐出大量黏涎白沫。经中西药、针灸理疗治疗，或无效或少效，发作如故。

初诊前，每 4 日发作一次，呃逆频作，呕黏冻白泡甚多，胸膈满闷引痛，脘痞不舒，嗳气，矢气，纳食不馨，大便干燥，时鼻衄，小便浑黄，舌苔薄白，质红瘦，脉细弦缓。

诊断：呃逆。

辨证：阴亏胃燥，气逆痰阻。

治法：降气化痰，和胃调中。

方剂：半夏泻心汤加减。

药物：黄芩 10 克，黄连 4.5 克，法半夏 10 克，瓜壳 10 克，瓜蒌仁 10 克，白芥子 6 克，紫菀 10 克，石菖蒲 6 克，枇杷叶 10 克，莱菔子 6 克，茅根 30 克，甘草 3 克（3 剂）。

【二诊】11 月 4 日。胸脘痞塞消除，呕吐黏沫大减，呃逆掣动减弱。但轻呃频仍，脘中灼热。

辨证：阴亏胃燥，气逆痰阻。

治法：滋阴润燥，降逆止呕。

方剂：麦门冬汤加味。

药物：沙参 14 克，麦冬 18 克，京半夏 12 克，代赭石 18 克，大枣 4 枚，甘草 3 克，粳米 15 克（4 剂）。

【三诊】11 月 19 日。患者求愈心切，将 4 剂药并为两剂煎服，一剂完，呃逆即止，余证皆消，停药半月，未再发作。舌质红而乏津，苔薄。

辨证：痰热壅阻，气血腐败。

治法：填补胃阴，和胃降逆。

方剂：麦门冬汤合旋覆代赭汤加减。

药物：沙参 30 克，麦冬 30 克，石斛 10 克，天花粉 10 克，法半夏 10 克，代赭石 18 克，旋覆花 10 克，柿蒂 5 枚，黄连 3 克，芦根 30 克，甘草 3 克。

6 剂后停药，后未再发。

**按语：**胃为阳腑，喜润恶燥，以降为顺。肺、胃、大肠一气相通，性主通降。本案为阴虚痰燥所致，宋老先以半夏泻心汤加减辛开苦降，清化痰热，又加入紫菀、瓜壳、枇杷叶等味以顺降肺胃之气，患者服后症状减轻。二诊则以麦门冬汤合旋覆代赭汤加减滋润胃腑、和胃降逆以巩固疗效，补虚泻实，层次井然。

### 30. 胃燥喉痹案

蒲某，女，48 岁，农民。

【初诊】1978 年 11 月 7 日。患者咽喉梗塞不舒，胸部正中及上腹疼痛，嗳气 4 月余，经某医院等处 X 线钡餐检查，食管各段未见异常，曾服普鲁苯辛、穿心莲、四环素、安定和《金匮》半夏厚朴汤、《局方》四七汤、《医学心悟》启膈散等方药皆不效，形体日见消瘦。

现症：咽喉梗塞，胸正中部及上腹部疼痛，剑突下压痛，喉如火燎，头昏晕，口干口苦，短气，嗳气，不思饮食，消瘦，疲乏，舌质红，苔少，脉虚数。

诊断：喉痹。

辨证：肺胃津亏，阴虚喉痹。

治法：滋阴润燥，降气化痰。

方剂：麦门冬汤加味。

药物：北沙参 2 克，大枣 6 枚，天门冬 12 克，桑白皮 10 克，天花粉 18 克，
　　　　法半夏 10 克，炒麦芽 10 克，炒鸡内金 6 克，麦冬 30 克，甘草 3 克。

【二诊】11 月 30 日。服上方 20 剂后，诸症明显好转，但头仍昏晕，视物不清，舌质淡，舌边有齿痕，苔少，脉虚。

辨证：肝肾阴虚，虚阳上亢。

治法：滋补肾阴，清肝明目。

方剂：杞菊地黄丸。

药物：熟地黄 20 克，枣皮 10 克，怀山药 18 克，丹皮 10 克，泽泻 10 克，
　　　　茯苓 10 克，枸杞 18 克，菊花 10 克。

11 月 20 日来信：服上方 10 剂后，身体康复，恢复劳动。

**按语**：《金匮要略·肺痿肺痈咳嗽上气病》说："火逆上气，咽喉不利，止逆下气，麦门冬汤主之。"喻嘉言《医门法律》评价麦门冬汤时说："此胃中津液干枯，虚火上炎之症，治本之良法也。"本病系肺胃津亏、咽喉失润所致，故宋老首诊以《金匮要略》麦门冬汤化裁，益胃生津、降逆下气为治而获初效。肺胃津亏日久，肝肾精血亦虚，故头目昏晕，视物不清，再以杞菊地黄汤而收工。

### 31. 胃燥腑滞噎膈案

唐某，男，36 岁，渡口市职工。

【初诊】1981 年 2 月 15 日。进食时食管烧灼梗阻，胸后壁梗塞疼痛，食后十余分钟必呕吐，病已经年。西医诊为反流性食管炎，钡剂造影为食管下端狭窄，屡治少效，来蓉求治。

患者消瘦，疲惫，疑虑重重。每餐进全流质饮食，入即吐出食物并夹多量稀涎。胸骨中后及近胃脘处灼热疼痛，掣引肩背。心悸气短，腹胀嗳气；口苦咽干，不寐，大便干结难出，小便黄少，舌红，苔黄中腻，脉弦微数。

诊断：噎膈。

辨证：胃燥气伤，痰气瘀结，胃失和降。

治法：补气祛痰，滋润通降。

方剂：大半夏汤合枳实栀子豉汤、大黄甘草汤加味。

药物：人参（白晒参）6克，法夏10克，陈皮10克，香豉10克，炒枳实10克，焦山栀12克，天门冬18克，竹茹10克，天花粉18克，生大黄4.5克，甘草4.5克，白蜜30克。

【二诊】2月23日。服4剂后，食管、胃脘灼热及进食梗塞感减轻，疼痛掣引消失，腑气渐通。食流质食物后仍反胃呕吐，但次数减少，时间延后（半小时后呕出）。嗳气，咽干，余症有减。再进前法，上方去大黄、陈皮、竹茹，加代赭石、苏子、柏子仁、枸杞。

【三诊】连服8剂后，灼热疼痛、窒塞、嗳气等基本消失，可进饮食，食后1小时许吐食物残渣及酸水，量已减少。气短心累缓解，精神转佳。仍咽干，舌红少津，然苔腻已退，脉趋缓和。

辨证：胃燥气伤，胃失和降。

治法：养阴润燥，和胃降逆。

方剂：麦门冬汤加味。

药物：沙参30克，麦冬30克，法半夏12克，黄连4.5克，怀山药18克，代赭石18克，大枣6克，谷芽12克，麦芽12克，粳米30克，甘草6克。

【四诊】3月27日。服上方15剂，灼痛、梗阻已除，口和，咽不干，纳食知味，能进一般食物，不再呕吐。共调治1月半，患者体重增，精神爽，持方归家继续调治。12月来信，已完全康复如常。

**按语：**此为胃燥津亏，痰火内蕴之噎膈案。宋老先予大半夏汤润燥补虚、和胃降逆以通关格；枳实栀子汤开郁通窒，祛胸膈邪热；大黄甘草汤通腑泻火去肠滞，再佐入陈皮、竹茹等化痰和胃。三方合用，有润燥养阴、降逆泄热之效。腑滞通，痰热祛，再予《金匮》麦门冬汤加味养阴润燥、和胃降逆为法善后。

### 32. 阴虚络瘀胃痛案

缪某，男，43岁，干部。

【初诊】1980年6月9日。主诉胃脘反复疼痛，大便时干时稀，已十多年。曾被当地医院诊断为胃溃疡，用西药及疏肝健脾、清利湿热中药治疗，长期未能控制。近来疼痛频发，不时出现心下正中短暂烧灼性刺痛，一瞬即过。终日觉胃中空虚，食入少许即感胃脘胀满，故饥而不敢多食。头昏倦怠，心悸，眠差多梦，手脚心发热。口干苦，唇色晦暗，形瘦，面色不荣。肠鸣，大便稀溏不成形，日2~3次。舌苔微黄腻，舌质两侧瘀暗，脉左关弦数，右关、尺弦。

诊断：胃痛。

辨证：胃阴不足，瘀滞阻络。

治法：滋阴养胃，活血化瘀，兼柔肝缓急。

方剂：沙参麦冬汤合左金丸加味。

药物：沙参24克，麦冬10克，石斛10克，怀山药18克，蒲黄10克，佛手4.5克，丹参18克，吴茱萸1.5克，桃仁6克，黄连4.5克，赤芍10克，甘草3克（4剂）。

【复诊】6月15日。药后即感胃脘疼痛及锥刺灼痛感消失，胃脘痞满亦减，头目清爽，烦热，心悸减轻，睡眠较好，大便成形，口不腻，纳增。患者多年来晨起前有阳亢、阴茎勃起不衰现象，继而右侧头痛。

辨证：肝阴不足，相火亢旺。

治法：滋阴养胃，柔肝缓急。

方剂：沙参麦冬汤加味。

药物：沙参18克，白芍18克，石斛10克，麦冬10克，炒蒲黄10克，天天花粉18克，桃仁6克，丹皮10克，胆草4.5克，甘草3克（4剂）。

患者服药后，胃脘症状已不明显，阳事亢旺现象及右侧头痛好转，拟益胃汤加味，嘱带方回当地调养。3月后来信，病证基本消除。后随访3年，未再发。

按语：胃痛，有因阳虚寒凝者，有因阴虚络瘀者。此证即肝胃阴虚，瘀血阻络，不通则痛之胃痛案。宋老以吴鞠通之沙参麦冬汤加减化裁以养阴活络、柔肝缓急为法治疗，而取得良好效果。

### 33. 气阴两虚低热案

曾某，女，36岁，本院医生。

患者于1978年10月26日以支气管扩张咯血伴感染、低热住院，经西医对症处理，咯血历4日止，但午后低热一直不退（体温37.5℃左右）。用多种抗生素治疗2月无效，体质进行性下降，经多种检查未见异常。经内科多次会诊，最后诊断为功能性低热，确定停用抗生素，以中医治疗为主，请宋师临证指导。追问病史，1960年曾患浸润型肺结核，经抗痨治疗半年愈，1978年底X线摄片示肺钙化点。现症为低热，自汗，盗汗，纳呆，失眠，乏力，体弱易感冒，脉细舌淡。诊为内伤低热，然有阳虚与阴虚之辨。脾胃阳虚不能内敛，外越而低热、午后发热、乏力、自汗亦为阳虚见症；而患者盗汗、失眠等，又见阴分不足，如何兼顾？前医曾用青蒿鳖甲汤加减，养阴透热，服后呕吐，自汗转多；后改用黄芪建中汤合甘麦大枣汤2剂，甘温除热，自汗有减，又口干。宋师考虑其久虚不愈，诸药不应，尚有益胃、补胃两途，用甘淡养胃法，以期中气内敛则肌表之热自消，常用《证治准绳》类方之凝神散加减，常获良效。

凝神散原方：

人参钱半，白术钱半，茯苓钱半，山药钱半，生地黄五分，白扁豆五分，知母五分，淡竹叶五分，地骨皮五分，麦冬五分。

上作一服，水2盏，姜3片，红枣1枚，煎至1盏，食远服。

本例患者低热69天，历14诊，守此方加减计服56剂而愈。其间逢患者月经量多，汗出如雨，出现虚脱之势时，即以桂枝加龙骨牡蛎汤合生脉散及甘麦大枣汤化裁，急以敛神固脱，得以化险为夷。另，此症如出现类归脾汤证时，可以归脾汤法善后。

## （四）肝系医案

编者体会，宋老治疗肝病至少有三大特色：第一，重视肝脏体用的协同性。肝体阴而用阳，肝血涵养肝气，肝气鼓运肝血，疏达人体气机，二者密切相关，一方有病，二者常相累及，且肝血易亏易瘀，肝气易郁易动，肝阳易亢。所以宋老在治疗肝系疾病的时候，非常注重肝脏体用各自的状态及他们的协同性是否良好。兹举一例予以说明：宋老灵活使用当归四逆汤加减治疗厥阴虚寒的各种痛症，如胁腹痛、头痛等，证属肝血亏虚，肝气易弱，复受寒邪，"寒则涩不能流"，经脉凝涩，"有寒故痛也"，宋老在治疗的时候针对肝脏的体用关系，两不偏颇，既用桂枝、细辛、小茴香、吴茱萸、制附片等辛温雄烈之品温经散寒以解气分寒凝，又用当归、白芍养血活血以通血分之滞，血虚盛可加入生地黄滋水涵木，络瘀则可佐入左金丸、失笑散、丹参、乳香，气弱则加黄芪，气郁则加香附等。可谓全面照顾肝脏体用各自的特点，这样才有利于肝脏体用相和，疾病得愈。第二，肝脾同调，风痰共治。"见肝之病，知肝传脾，当先实脾。"张仲景在此虽仅举例而言，但其提示的肝脾往往共病的思想很值得临床医生珍视，不能见肝病徒治肝，看脾病只言脾，这样就失掉了最基本的五脏整体观。宋老不仅重视肝脾同调，而且倡导风痰共治。这一思想在下列肝胆气郁、痰热阻滞胁痛案，肝胆气郁、痰浊阻络男性乳房增大案，阴虚阳亢夹痰偏头痛案中都有明确的体现。如痰浊阻络男性乳房增大案，宋老辨证为肝郁气滞、脾虚湿痰瘀塞经隧，所以首方在行气活血、疏解风木的同时，重加软坚化痰之品，待症减后，则在原方的基础上加重了益气运脾的药物，从根本上消痰利湿而收工。第三，滋水养肝，介属潜阳。水生木，肝阴亏损，往往灼伤肾阴，导致肝肾阴虚，阴虚不能敛阳，亢阳飞腾于上，运血夹痰，则既可头痛、脱发、不寐、眩晕，也可中风、发作痫病。宋老在治疗这类疾病时往往采用滋肾法以养肝阴，运用介类潜阳，使血足风息，病自痊也。如下列阴虚阳亢、痰浊阻窍痫证案，宋老在化痰清心开窍的基础上，以熟地黄、枸杞滋水涵木，重加生龙骨、生牡蛎介属潜阳，使临床难治的痫病取得了良好的疗效。

### 1. 厥阴虚寒腹痛案

徐某，男，38岁，西充县小学教员。

1972年3月来诊。自述始发病时，外生殖器麻木紧缩，继而四肢麻木，小腹冷痛，手足发凉，病已一年，治疗无效，来我院门诊。见其舌苔灰黑而润，舌质淡，脉沉细涩。

诊断：腹痛。

辨证：厥阴寒凝，血脉不通。

治法：温经散寒止痛。

方剂：当归四逆汤加味。

药物：当归10克，桂枝6克，细辛3克，炒小茴香6克，木瓜10克，吴茱萸6克，赤芍10克，甘草6克，木通6克，生姜10克，大枣10枚（8剂）。

服药后，诸症均减，四肢麻木时间间隔延长，外生殖器麻木紧缩时间明显缩短，小腹冷痛亦减，手脚转暖，舌苔灰亦消失，脉象清晰可按，续服上方6剂而愈。

**按语：** 此系气血虚寒之体暴受外寒，寒克肝经所致之证。宋老以《伤寒论》当归四逆加吴茱萸生姜汤加味 10 余剂而愈。《医宗金鉴》谓："此方取桂枝汤君以当归者，厥阴主肝为血室也；佐细辛味极辛，能达三阴，外温经而内温脏；通草性极通，能利关节，内通窍而外通营；倍加大枣，即建中加饴用甘之法，若其人内有久寒，非辛温甘缓之品所能兼治，则加吴茱萸、生姜之辛热，更用酒煎，佐细辛直通厥阴之脏，迅散内外之寒，是又效厥阴内外两伤于寒之法也。"所以此方功能养血疏肝、温经散寒而治疗各种痛症。

### 2. 厥阴寒滞胁痛案

梅某，男，46 岁，工程师。

【初诊】1975 年 2 月 22 日。右侧胁肋疼痛 4 年多，经地方医院和部队医院先后检查，均诊断为肋间神经痛，曾用普鲁卡因肋间神经封闭，服解热止痛片和逍遥散、龙胆泻肝汤、一贯煎等方至 100 余剂，疗效不显。仍隐痛，时刺痛，痛处固定。入夜或贴卧凉席痛势更剧。舌体紫暗，脉沉涩。

诊断：胁痛。

辨证：寒凝血滞，瘀血入络。

治法：温通血络，活血祛瘀。

方剂：当归四逆汤加减。

药物：当归须 10 克，赤芍 10 克，广茜根 10 克，炒蒲黄 10 克，五灵脂 10 克，丹参 10 克，香附炭 10 克，乳香 10 克，炒小茴香 6 克，桂枝 10 克，青葱管 3 根。

【二诊】3 月 1 日。进 4 剂后，疼痛大减，前方再服 4 剂。

【三诊】3 月 8 日。胁肋隐痛消除，右侧入夜时无不适，牙龈、口舌似生疮疹。

辨证：痰热壅阻，气血腐败。

治法：清泻胃热，凉血祛风。

方剂：清胃散加味。

药物：当归 10 克，黄连 6 克，升麻 4.5 克，丹皮 10 克，神曲 10 克，僵蚕 10 克，生地黄 10 克，炒麦芽 10 克，防风 10 克，黄芩 10 克，细辛 3 克，白芷 10 克。

服 2 剂后，胁痛未作，牙龈热痛及口舌疮疹亦愈。

**按语：** 胁肋为肝胆经脉所过之所，血虚寒凝，络脉瘀阻，故隐痛，时刺痛，痛处固定，遇冷痛势更剧。宋老即以当归四逆汤加减，重加温经活血通脉之味而病瘥。后患者复因新感风热，加之药性偏温，胃燥复生，出现齿痛及口舌疮疹，予清胃散加清热祛风之品，二剂即平。

### 3. 厥阴虚寒痢疾案

冯某，女，36 岁，剑阁县某医院医生。

1978 年 8 月来诊。始病时，全身恶寒，欲呕，腹痛，日下痢红白脓冻 10 余次，里急后重。自服白头翁汤，肌注庆大霉素、青霉素后，疗效不显。病已两月。脉沉无力，舌苔白，口不渴，面色晦黯，形体消瘦，语言无力，不思饮食，日下痢 5～6 次，大便乌黑如泥，里急后重，少腹冷痛作胀，手足不温，喜覆衣被。

诊断：痢疾。

辨证：脾肾虚寒，寒湿留滞。

治法：清热解毒，化瘀排脓。

方剂：当归四逆汤加味。

药物：当归 10 克，桂枝 10 克，白芍 18 克，细辛 3 克，木通 6 克，甘草 6
　　　克，白豆蔻仁 6 克，黄芪 18 克，乌梅 12 克。

服 2 剂后，恶寒消除，手脚转温，下痢每日 1～2 次，上方继服 4 剂，痢止病愈。

**按语：** 最初发病时全身畏寒，欲吐，为外感寒邪，本可辛温表散而愈，反与治热痢下重之白头翁汤，苦寒败胃，致表寒乘虚内陷，脾阳受损，寒湿久郁，由气分伤及血分，故血色晦暗，大便如田泥。此时卫阳既虚，寒湿内留，故用当归四逆汤温经散寒、和营通滞方中配黄芪升阳补气，乌梅酸敛固肠，白豆蔻温化寒湿，服 6 剂瘥愈。

### 4. 厥阴受寒血痹案

蒙某，女，31 岁，剑阁县某公社社员。

1978 年 8 月来诊。5 个月前用雷佛奴尔液引产而致阴道大量出血，经中西药治疗好转，但四肢麻，手足指（趾）抽掣，转筋，形寒畏冷，手足尤甚，用辣椒热汤浸泡手足，麻木冷痛可暂减，夜卧汗出，苔白脉细。

诊断：血痹。

辨证：寒湿阻滞，经脉不通。

治法：益气养血，和营通痹。

方剂：当归四逆汤加味。

药物：当归 10 克，桂枝 10 克，白芍 10 克，细辛 3 克，木通 6 克，甘草 6
　　　克，大枣 5 枚，黄芪 18 克。

上方服 4 剂病愈。

**按语：** 张石顽说："血痹者，寒湿之邪，痹着于血分也。"《医宗金鉴》云："何以知病血痹也？但以身体不仁，脉自涩，则知邪凝于血故也。"本例患者因引产大出血后，寒邪乘虚袭入，气血为寒所遏，"寒则涩不能流"，阳气郁遏不宣，故形寒畏冷，血运迟滞故肢冷麻木。辣椒"能祛风行血，散寒解郁"，故以辣椒浸洗，血流一时得通，麻木冷感暂减。宋老以当归四逆汤加黄芪，益气养血、和营通痹，故 4 剂即告病愈。

### 5. 厥阴虚寒夹饮头痛案

康某，女，55 岁，铁路职工。

【初诊】1978 年 6 月 12 日。3 年来头昏头痛，前额和头顶尤甚，痛剧时呕恶频作，痰涎上涌。短气，胃脘胀痛，喜温喜按。查脑电图、脑血流图，无异常发现。内服祛风止痛、养血通络等中药百余剂未效。右眼白珠发红 8 年，无痛痒。二便正常，舌质红，苔薄白，脉沉弦。

诊断：头痛。

辨证：肝胃虚寒，浊饮上犯。

治法：温肝和脾，降浊止呕。

方剂：吴茱萸汤加味。

药物：吴茱萸 10 克，太子参 18 克，大枣 5 枚，生姜 10 克，黄连 4.5 克，法
　　　半夏 10 克。

【二诊】6 月 21 日。3 剂后，头顶痛、呕恶均止，胃胀痛减轻。但前额仍昏闷，右肩胛和右肘关节疼痛，倦怠乏力，口淡腻，不思饮食，舌质红，舌苔薄白，二便正常，脉弦缓。

辨证：肝脾虚寒，湿浊阻滞。

治法：温肝和脾，祛湿消痞。

方剂：吴茱萸汤加味。

药物：太子参24克，吴茱萸10克，法半夏10克，大枣18克，藿香10克，
　　　炒枳实12克，白术18克，秦艽18克，黄连3克，钩藤24克。

服4剂后，各症均减，再拟调胃和中，数服大安。

**按语：**此案初诊辨证为肝胃虚寒，浊饮上犯。以吴茱萸汤加味，温肝和脾，
降浊止呕。复诊时肝胃阴寒减退，太阴脾湿未能正常输转，故湿邪上逆则前额闷
重，走窜筋络则关节酸痛。仍用吴茱萸汤加祛湿通络之品治之，更加枳实白术以
开胃消痞，少用黄连反佐，防其格拒呕逆。《伤寒论·辨厥阴病脉证并治》说：
"干呕，吐涎沫，头痛者，吴茱萸汤主之。"此证与条文对应，故用之得取速效。

### 6. 营血亏损血厥案

王某，女，40岁，农民。

【初诊】1982年5月14日。自诉头昏已近4年，伴视物昏黑，颈以上凉冷畏
寒，心悸，常自汗出，干呕。近一年来，头目昏眩发黑频繁，时昏厥倒仆约数分
钟至半小时，能自行苏醒。近来病情加剧，每日发作，感头昏、心悸、气短、头
额及前顶凉冷，入夜烦热不寐，但四肢不温；纳呆口淡，面黄消瘦；月经紊乱，
一月两至，色淡量多；苔薄腻，脉沉细涩。

诊断：血厥。

辨证：营血亏虚，气血不荣。

治法：补血养营，益气安神。

方剂：白薇汤加味。

药物：潞党参30克，当归18克，黄芪18克，白薇10克，夜交藤30克，
　　　阿胶10克，女贞子24克，甘草10克。

【二诊】5月17日。服药后，头晕眩、眼发黑大减，昏仆仅发作一次，亦甚
轻微。心中泛恶及心悸、气短均大有好转。冷汗减少，夜能入寐，时有冲热。

辨证：营血亏虚，心神失养。

治法：养血育阴，潜阳安神。

方剂：白薇汤加味。

药物：潞党参 18 克，白薇 18 克，当归 24 克，甘草 10 克，阿胶 10 克，牡蛎 30 克，龙骨 30 克，枣仁 12 克（4 剂）。

【三诊】6 月 14 日。服上药 4 剂，一月来昏仆未再发生，头昏、额顶凉冷解除，睡眠亦较安稳。唯气短、心悸时作，下肢无力，视物有飞蚊感。苔薄白，脉细缓。

辨证：营血亏虚，气血不荣。

治法：补中益气，滋阴养血。

方剂：补中益气汤加味。

药物：潞党参 18 克，黄芪 24 克，当归 10 克，升麻 3 克，柴胡 6 克，白术 10 克，陈皮 6 克，甘草 3 克，熟地黄 15 克，五味子 6 克，枸杞 18 克。

服 6 剂后，诸症悉愈。饮食转佳，精神大异于前。

**按语：**血厥当分虚实，实者多由肝气上逆、血随气升、气血壅滞于上所致，正如《内经》说："大怒则形气绝，而血郁于上，使人薄厥，治宜平肝降逆，顺气活血。"本例属血虚而厥，乃素体不健，月经长期量多，一月两次，加之日夜辛劳，更致气血大虚，经云："上虚则脑鸣眩仆。"气血不能荣于上则晕厥、头昏、心悸、气短，头额及前顶凉冷；营血大亏、阴分伏热，则入夜烦热不寐。故宋老先以白薇汤养血益气，兼清血分虚热，合大剂黄芪寓当归补血汤意，气血双补，更加阿胶、女贞子滋养阴血之源，龙牡潜阳，枣仁、夜交藤养心安神，俾心神得养，血充气顺，则晕厥自消。因患者晕厥全在气血亏虚不能营养之故，故后以补中益气汤加减益气养血、填精升阳以图本善后。

### 7. 肝胆气郁，痰热阻滞胁痛案

杨某，女，38 岁，成都某研究所职工。

【初诊】1980 年 11 月 10 日。患慢性肝炎并胆囊炎 5 年，服中西药虽多，但右胸胁部位疼痛绵绵，掣引后背作胀，转氨酶一直偏高，嗳气频作，急躁，稍不遂意即发怒，心烦失眠，脘痞纳差，头昏乏力，口中长期涎腻干苦，大便干，舌红苔薄腻，脉双手弦滑微数。

诊断：胁痛。

辨证：肝胆气郁，痰热阻滞。

治法：疏肝清热，涤痰理气。

方剂：柴胡陷胸汤加味。

药物：柴胡 10 克，黄芩 10 克，黄连 6 克，瓜蒌 12 克，法半夏 6 克，枳壳 10 克，青皮 10 克，桔梗 10 克，天花粉 15 克，甘草 3 克。

【二诊】11 月 17 日。药后疼痛稍减，但右胁引胸前痞塞仍甚，且右肋下如掌大灼热疼痛，小便短黄，大便干结，口干苦。前方去桔梗、天花粉，加玄胡、焦山栀、川楝、郁金各 10 克，增强疏肝利胆之效。

【三诊】11 月 21 日。服上方 4 剂，效果仍不明显，口干苦，夜间尤甚，胸痞胁胀，灼热刺痛时作，脉证如前。

辨证：疏泄失司，血瘀热伏。

治法：疏泄肝胆，清透邪热。

方剂：丹栀逍遥散加减。

药物：丹皮 10 克，山栀仁 12 克，柴胡 10 克，白芍 10 克，枳壳 10 克，玄胡索 10 克，川芎 4.5 克，郁金 10 克，茵陈 15 克，白茅根 30 克，麦芽 12 克，甘草 6 克。

服药后，胁肋及胸背灼热、疼痛消除大半，心烦口苦亦减，小便清长。续服 4 剂，尔后适量增入健脾和胃之鸡内金、炒谷芽等调治半月，痛胀消失，二便恢复正常，眠食均好转，查肝功各项指数正常，遂停药。

**按语：**治疗肝病当从气血两处着眼，肝脾同调。本例肝气郁结日久，气郁血滞，营分有热，木不疏土则痰湿内留，治疗当消痰解郁、凉血疏肝，才能使郁滞于肝经的邪热得以外透，恢复肝脏生发调达的功能。而本证初投柴胡陷胸汤专治气分之邪，故而不效，后配合清泄厥阴伏热的山栀仁、粉丹皮，再以川芎、郁金气血两透，重用茅根，清利阴分湿热，使从小便而解，合以茵陈、生麦芽等皆能透解伏热，合疏利肝胆、健脾和胃诸药，使气、血分郁热一并清解，肝舒脾畅，疼痛得愈。

### 8. 肝胆气郁，痰浊阻络男性乳房增大案

苗某，男，55 岁，江油市某研究所所长。

【初诊】1980 年春。患者因胆囊炎、胆结石入某医院做手术，术后情况尚属良好，但一月后。两乳隐痛作胀，双乳房明显增大，按之软，扪无肿硬包块，内

衣摩擦触及乳头则痛，声音、毛发尚无明显变化。西医诊断为男性更年期乳房增大，用睾丸素等激素治疗不效，反觉阴囊作胀，睾丸下坠胀痛，遂停西药。乳房仍继续增大，甚感不安，前来求治。

患者形体丰满，面色红润，两乳突起如面包大，皮色正常，按之软，无硬结，时胀痛，胃纳较差，心烦体倦，夜间口干，余无不适。舌质淡，苔白厚腻，脉弦缓。

诊断：乳疬。

辨证：肝气郁结，痰气凝滞。

治法：疏肝散结，软坚化痰。

方剂：消瘰丸加减。

药物：柴胡12克，当归尾10克，赤芍10克，橘核10克，青皮10克，香附10克，昆布10克，海藻18克，牡蛎18克，玄参18克，川贝10克，夏枯草30克，橘叶10张，大枣5枚。

上方煎服，并嘱采鲜橘叶数十张捣烂熬水，浸透于纱布，乘热敷纱布于两乳上，每日一换。

【二诊】4剂后，症情大为好转，睾丸已无坠胀感，双乳胀痛消除，乳房缩小如拳，余症减轻。

辨证：肝郁脾虚，痰气凝滞。

治法：扶土疏木，软坚散结。

方剂：逍遥散合消瘰丸加减。

药物：柴胡10克，当归10克，白芍10克，川芎10克，茯苓10克，海藻30克，焦白术10克，怀山药24克，昆布30克，牡蛎24克，玄参18克，夏枯草30克，川贝10克，橘络6克。

继续用鲜橘叶熬汁外敷。4剂后两乳缩小，如鸡蛋大，无胀痛，唯纳食稍差，时感肠鸣、腹胀、便溏。肝经疏泄通利，瘀滞始消，气血渐趋和平，于原方中稍加消导运脾之砂仁、鸡内金、神曲等，6剂后，乳房平复如初，痊愈停药。

**按语：**经云："足厥阴经，经脉络阴器，过少腹，挟胃属肝络胆，贯膈布胁肋，系乳。"前人对乳房之疾，皆从肝胃论治，虽则妇科言之较详，但经络所循，男女当同视也。其人素体丰肥，痰湿内聚之体，且素患肝郁脾虚之胆病，今肝郁气滞，脾虚湿痰瘀塞经隧，积聚日久则两乳长大，肿胀而无硬结包块，亦是痰气凝滞，病在气分而非血分。余听鸿说："若治乳，从一'气'字着笔，无论虚实新久，温凉攻补之各方中夹理气疏络之品，使其乳络疏通，自然壅者易通，郁者易达，结者易散，坚者易软。"实经验之谈。本例以逍遥丸合消瘰丸疏肝健脾，化痰软坚散结，亦属肝脾同调、风痰共治之例。

### 9. 肝热犯胃胃痛案

毕某，男，49岁，工人。

【初诊】1975年5月30日。反复胃脘疼痛30余年，春秋季症状加重，1974～1975年间曾两次因上消化道出血，入当地医院治疗，钡餐检查确诊为十二指肠球部溃疡，服胃舒平、注射止血剂后，症状好转出院。近一月来胃脘疼痛又作，逐日加剧，饥时痛甚，得食痛减，胃脘嘈杂、灼热、呃气反酸，舌质红，舌苔薄白，脉弦数。

诊断：胃痛。

辨证：肝郁化火，横逆犯胃。

治法：疏肝泄热，和胃理气。

方剂：左金丸加味。

药物：焦山栀10克，黄连6克，青皮10克，吴茱萸4.5克，煅瓦楞18克，木香10克，砂仁10克，草果仁3克，炒川楝10克，神曲10克，甘草3克，延胡索6克（5剂）。

【二诊】6月6日。上方服后，胃脘疼痛、灼热及呃气均减轻，仍反酸，近因饮牛奶后上腹不适，肠鸣腹泻。苔白腻，舌尖红，脉弦。

辨证：脾虚湿盛，肝胃失和。

治法：健脾止泻，疏肝和胃。

方剂：理中汤合吴茱萸汤加味。

药物：潞党参24克，焦白术10克，干姜6克，茯苓18克，猪苓6克，泽泻10克，黄连3克，吴茱萸6克，甘草3克（4剂）。

【三诊】6月13日。腹泻已止，胃脘仍隐痛反酸，舌尖红，苔白，脉弦。

辨证：脾运不健，肝胃失和。

治法：疏肝和胃，燥湿运脾。

方剂：左金丸合二陈汤加减。

药物：陈皮 10 克，法夏 10 克，吴茱萸 6 克，黄连 6 克，乌贼骨 10 克，草
　　　果仁 10 克，煅瓦楞 18 克，神曲 10 克，炒麦芽 12 克（四剂）。

【四诊】6 月 20 日。胃脘痛消失，反酸减轻。

辨证：肝胃失和。

治法：疏肝和胃。

方剂：左金丸加味。

药物：黄连 10 克，吴茱萸 4.5 克，煅瓦楞 18 克，乌贼骨 10 克，神曲 10 克，
　　　炒麦芽 18 克，青皮 10 克，草果仁 10 克，焦山栀 10 克，丹参 18 克。

5 剂后诸症愈。

**按语：** 胃脘痛一证，首辨寒热虚实、在气在血，并须权衡轻重缓急。初发实证为多，病在气分，日久虚实夹杂，寒热交错，或由气滞渐致血瘀。本例患者胃痛长达 30 余年，不唯中气已虚，情志亦受影响，酿成肝郁气结化火，横逆犯胃之证。故胃脘痛势急迫，嘈杂反酸，有灼热感等，舌红、脉弦数亦属肝郁化热之象。首剂以泄肝和胃缓其急迫，黄连、焦山栀配吴茱萸、草果苦泄肝胃之火，辛开肝胃之郁，佐木香、砂仁、青皮、川楝、玄胡、神曲理气和胃止痛，再以煅瓦楞制酸，甘草和中。一俟肝胃郁热势减，即针对脾湿泄泻，着手健脾和胃，扶助中气。最后仍以调和肝胃之剂，而收全功。整个治疗过程虽有治肝治脾之先后，但肝脾同调的思想仍是一致的。

### 10. 肝阴不足咽痛案

陈某，男，41 岁，某信箱技术员。

【初诊】1980 年 5 月 28 日。自诉咽喉干涩作痛，反复发作一年余，高声说话十分费力，每服消炎抗菌类西药，仅可暂时缓解。两肋下胀痛。西医检查为慢性咽炎，并怀疑有慢性胆囊炎。面色苍黄，形体消瘦，体弱，两天前因抽血化验曾昏厥一次。胃脘作胀，大便干燥，口干不欲饮水，心烦易怒，夜间多汗，常梦遗，睡眠不佳。脉弦细，舌质微红，苔少，根部黄微腻。

诊断：喉痹。

辨证：肝阴不足，心脾血虚。

治法：养阴柔肝，健脾养心。

方剂：一贯煎加减。

药物：白芍 18 克，甘草 6 克，枣仁 12 克，枸杞 10 克，麦冬 10 克，川楝 10
　　　克，沙参 12 克，生地黄 12 克，龙眼肉 12 克，生麦芽 18 克。

【复诊】6 月 4 日。服上方 6 剂后，咽部已不疼痛，但仍干燥；肋痛减轻，全
身较前有力，盗汗、睡眠多梦亦大为好转，胃纳增进。时有梦遗，脉舌同前。原
方加养阴摄精之品。黄柏、丹参、莲米、莲须、玉竹、石斛，配合六神汤（潞党
参、白术、茯苓、怀山药、扁豆、甘草）加减，继服 19 剂，诸症全消。

**按语：** 本例患者属肝、心、脾三脏阴亏，肝阳稍旺之证，故宋老首以生地黄、
白芍、枸杞滋水养肝，川楝泻热疏肝，沙参、麦冬甘寒养脾阴，龙眼肉、枣仁养
血安神，得效后，在育阴清热的基础上配合六神汤扶土荣木，则咽痛为愈，肋
痛、梦遗亦霍然而解。

### 11. 阴伤血热脱发案

陈某，男，45 岁，某银行职工。

【初诊】1978 年 12 月 23 日。一月前，头枕部头发脱落 3 处，如壹分、伍分
硬币大。近日来，头顶及右侧头部亦开始脱发。脱发前一月，全身皮肤奇痒，而
无疹痕及脱屑。

诊断：脱发。

辨证：阴血不足，血虚风燥。

治法：益气养血，祛风润燥。

方剂：当归补血汤加味。

药物：当归 10 克，黄芪 30 克，制首乌 30 克，熟地黄 12 克，楮实子 30 克，
　　　钩藤 18 克，黑芝麻 30 克。

另以侧柏叶 60 克，浸入白酒 250mL 中，一周后取酒外擦脱发处皮肤。

【二诊】1979 年 2 月 15 日。服上方 5 剂后，脱发基本控制，服至 10 剂时，
原脱发处已有新的细发生长，仍继服原方 10 剂而痊愈。

**按语：** 本患者系肝肾阴虚、肝阳上扰、头发失滋所致的脱发，故用当归补血
汤加制首乌、熟地黄、楮实子、黑芝麻以滋肝肾之阴；重用钩藤一味以清头顶风
热；用黄芪合诸药滋阴润燥，以养肤表之血，表血润而头顶风热自息，肝肾阴充，
表血之来源亦旺。侧柏叶功能"泄肺逆，泻心火，平肝热，清血分之热"（《医林

纂要》），且《药性论》认为侧柏叶"与酒相宜"，《河北中医药集锦》载用鲜侧柏叶泡酒外擦治疗脱发，与宋老之意相吻合。

### 12. 肝肾阴虚，虚热扰心不寐案

冯某，女，35 岁，丹东市某厂工人。

【初诊】1980 年 11 月 24 日。主诉近半年来失眠严重，无法工作，每夜仅能睡 2～3 小时。来成都后，连日通夜不眠，烦躁、胸闷、心悸、头昏、耳鸣、脱发，未及半年头发脱落三分之一。并诉视力下降，视物发暗，目睛干涩，眼睑沉重已两年，当地检查为中心性视网膜炎。手脚发胀，四肢不温，小便短赤。月经紊乱，已有两月未至。舌质红，苔薄黄，脉细弦。

诊断：不寐。

辨证：肝肾阴虚，虚热扰心。

治法：养血安神，清热潜阳。

方剂：酸枣仁汤加味。

药物：炒知母 18 克，百合 24 克，川芎 10 克，茯苓 10 克，酸枣仁 18 克，龙骨 18 克，牡蛎 24 克，苏子 10 克（6 剂）。

【二诊】上方服 2 剂即感觉心烦减，夜可入眠 4 小时；服完 6 剂，夜间能安睡 5～6 小时，头昏大减。月经来潮，口鼻干燥。

辨证：肝肾阴虚，虚热上扰。

治法：滋养肝肾，除烦安神。

方剂：六味地黄丸加味。

药物：熟地 18 克，枣皮 10 克，怀山药 18 克，茯苓 10 克，丹皮 6 克，泽泻 5 克，枣仁 12 克，龙骨 18 克，牡蛎 18 克，远志 6 克，首乌片 18 克（4 剂）。

【三诊】12 月 22 日。睡眠平稳，眼皮沉重感霍然消失，目睛已不干涩，视物较前明晰，脱发停止，诸症得减。

辨证：肝肾阴虚，精血不足。

治法：滋填肝肾，补益精血。

方剂：六味地黄丸加减。

药物：菟丝子 18 克，枸杞 18 克，楮实子 18 克，首乌片 18 克，熟地黄 18

克，怀牛膝 6 克，怀山药 18 克，女贞子 18 克，肉苁蓉 10 克，粉丹
皮 6 克（6 剂）。

服上方的同时，早晚配合服杞菊地黄丸，连续服药 18 剂。

1981 年元月 20 日复诊时，睡眠良好，眼底检查基本恢复正常，视物再无异
样，脱发部位开始有新发生长，月经如期，精神转佳，饮食大增，携原方回东北
调理善后。

**按语**：《内经》云："卫气留于阳，则阳气满，不得入于阴，则阴气虚，故目
不暝。"提示治疗失眠当营卫两相着眼，俾阴阳相抱，则寤寐如常。本案失眠即
是肝肾阴虚，阴分有热，阳气浮动，卫阳不能入于阴所致。宋老先以《金匮要
略》酸枣仁汤养阴清热，合用陈氏酸枣仁汤中之龙、牡介属潜阳，百合、苏子肃
降肺肝，从阳引阴。其后守方以滋养肝肾为主，用地黄丸等滋填下元，使肝肾精
血渐次充盛，阴阳相和，不寐乃瘳。

### 13. 肝虚血热夹瘀月经不调案

陈某，女，46 岁，电力局干部。

【初诊】1981 年 11 月 27 日。主诉月经先期，行经量多，色红有瘀块，少腹
痛，引腰脊酸胀，时而有月经淋漓。近来夜尿频多，头昏眩，左侧头痛伴目睛干
涩发胀，心累气短，睡眠长期不佳，入夜心烦汗出，手脚心灼热，舌苔白干少
津，脉象细涩无力。

诊断：月经先期。

辨证：血虚夹瘀。

治法：养血固冲，去瘀调经。

方剂：芎归胶艾汤加味。

药物：当归 10 克，川芎 6 克，生地黄 8 克，赤芍 10 克，丹皮 10 克，泽兰
　　　10 克，桃仁 12 克，益母草 10 克，黄芩 10 克，阿胶 12 克，炒蒲黄
　　　10 克，醋炒陈艾 4.5 克，香附 6 克。

嘱患者经前服用 6 剂。

【二诊】12 月 7 日。述服上方后月经如期而至，经量已不多，无血块，疼痛
减轻。唯经后心慌、气短、汗出头痛依然，夜眠多恶梦，口燥不欲饮。继拟大剂
归脾汤加熟地、丹皮、焦山栀。4 剂后口燥咽干解除，夜寐安稳，但大便不成形，

便后感气坠、胃冷，乃去丹皮、栀子，续服半月，诸症痊愈。

**按语：**病人近七七之年，冲任已虚，阴血亏损，虚热内生，与瘀交阻，故经行先期量多，腹痛夹块。头昏心悸，夜寐不安，五心烦热者，肝虚血热也，证属血虚夹瘀。乃拟芎归胶艾汤合调理气血之品，养血固冲，去瘀调经。复诊时气血稍复，血瘀、虚热之势有减，仍宗张景岳说："然（经）先期而至，虽曰有火，若虚而夹火，则所重在虚，当以养营安血为主。"以大剂归脾汤而获愈。

### 14. 肝肾阴虚，木火刑金咳血案

魏某，女，遂宁县某公社小学教师。

患者自述，于1965年开始咳嗽，痰液初为泡沫状，后转黄稠，腥臭，间或带少量血丝。病情时轻时重，缠绵不已。1971年冬，每晚前半夜自觉背脊发凉，后半夜则全身潮热盗汗，下肢冰冷，持续数天后则咯血如注（约200～300mL）。即时给予维生素K、仙鹤草素、6-氨基己酸和输血等，方能暂时止血，潮热盗汗亦有减轻。但1972年11月底至12月上旬，又发病如前，经抢救止血，直至春天病势方逐渐缓解。如是者已历7年，经中西医多方治疗，未能杜其复发。每年11、12月，患者即心怯恐惧。先后在绵阳市某中级医院、四川医科大学附属医院作支气管碘油造影X线摄片，确诊为左肺上段支气管扩张，建议手术治疗，患者未同意手术。1976年7月，又突患肾盂肾炎，经肌注青、链霉素，病情好转，但未根除。患者因新、旧病并发，时届深秋，冬令将临，思想压力极大，前来求治。

【初诊】1978年9月25日。面目四肢微肿，手足心发热，腰骶痛，夜间潮热盗汗，心烦，失眠多梦，口苦口臭，舌红苔少，脉细数无力。

诊断：咳血。

辨证：肝肾阴虚，木火刑金。

治法：补阴泻火，宁络止血。

方剂：黄连阿胶汤加味。

药物：黄连6克，白芍18克，阿胶12克（烊化冲服），黄芩10克，大生地24克，鸡子黄1枚（冲），白及粉60克（分次吞服）。

方中除白及粉、阿胶、鸡子黄外，余药同煎，取药汁冲鸡蛋黄1枚。

【二诊】10月14日。服上方4剂，但患者因行走不便，自行服至10剂，始

来复诊。自诉心烦失眠、潮热盗汗、手足心热等症均已大减，但腰膝软弱，骶部疼痛绵绵，面目四肢仍轻度浮肿。患者自觉下肢冷感特甚，时以浮肿为虑。

辨证：肾阳不足，气化无权。

治法：平调阴阳，固摄肾气。

方剂：肾气丸加味。

药物：生地黄 24 克，肉桂 1.5 克，制附片 12 克，丹皮 10 克，茯苓 12 克，泽泻 10 克，怀山药 15 克，枣皮 18 克，白及粉 60 克（另包分次吞服）。

【三诊】10 月 22 日。服上方 4 剂后，腰膝软弱，骶部隐痛，面部四肢浮肿等症减轻，但大便燥结难解，舌质红，苔少。

辨证：肝肾阴虚，虚火上炎。

治法：滋阴清降，润肠通便。

方剂：黄连阿胶汤加味。

药物：黄连 6 克，黄芩 10 克，白芍 18 克，阿胶 24 克（烊化冲服），生地黄 24 克，枸杞 18 克，怀山药 12 克，肉苁蓉 10 克。

【四诊】11 月 2 日。服上方 4 剂，大便变软，腰骶部仍微微隐痛，下肢凉感未消失，脉虚数沉弱。

辨证：肾阳不足，气化无权。

治法：平调阴阳，固摄肾气。

方剂：肾气丸加味。

药物：熟地黄 24 克，枣皮 10 克，丹皮 6 克，制附片 4.5 克，怀山药 18 克，泽泻 4.5 克，茯苓 18 克，菟丝子 18 克，杭巴戟 10 克，枸杞 18 克，肉苁蓉 12 克。

【五诊】11 月 11 日。服上方 6 剂后，肾气得充，热亦下行，腰骶部隐痛减轻，下肢转暖，大便正常。但患者因家事，心情焦急，奔走劳累，停药 4 日，病情反复，出现面部烘热，夜间又轻度潮热盗汗，口干口苦，心烦，失眠多梦，胸腹以上发热，下肢又觉发凉，面部四肢微肿，腰骶部胀痛，舌质淡红，舌边布满齿痕，大便干燥，脉沉弱微数，两尺部隐约难寻。

辨证：阴虚火浮，木火刑金。

治法：滋阴敛阳，宁心安神。

方剂：复脉汤加减。

药物：炙龟板 18 克，生地黄 12 克，枣仁 10 克，柏子仁 10 克，川贝母 10 克，生牡蛎 18 克，白薇 10 克，广百合 18 克，怀牛膝 10 克，白芍 10 克，白及 10 克，天花粉 10 克，粉甘草 8 克（3 剂）。

【六诊】11 月 16 日。服上方 3 剂后，面部烘热、潮热盗汗、下肢发冷等症均减轻，但午后面部四肢浮肿较甚，夜间口苦口干，时心烦，舌淡苔少，舌边有齿痕，脉沉细弱。

辨证：阴虚火浮，气化不及。

治法：滋阴敛阳，利水消肿。

方剂：复脉汤加减。

药物：龟胶 12 克，阿胶 12 克，生地黄 12 克，怀山药 12 克，丹皮 10 克，玉竹 10 克，广百合 24 克，炙鳖甲 18 克，怀牛膝 10 克，车前仁 10 克（4 剂）。

【七诊】11 月 21 日。服上方 4 剂后，烘热、浮肿减轻，下肢亦转暖，唯腰骶部绵绵疼痛，脉虚细无力，尺部尤弱。

辨证：阴虚火浮。

治法：滋阴潜阳。

方剂：复脉汤加减。

药物：炙龟板 24 克，龟胶 10 克（另包，烊化兑冲），生牡蛎 18 克，生地黄 18 克，怀牛膝 18 克，玉竹 10 克，广百合 24 克，菟丝子 18 克，枸杞 18 克，鳖甲 10 克，肉苁蓉 10 克，炒枳壳 1.5 克。

【八诊】11 月 25 日。因缺龟板、龟胶，于前方中自加阿胶 12 克，白薇 10 克，地骨皮 10 克，炒知母 10 克，服 4 剂后，病势平稳，但痰中偶有血丝少许。守原方，另用白及 60 克，百合 60 克，土明参 120 克，炖水鸭 1 只，以滋养肺脏而补虚损。

【九诊】12 月 6 日。服上方 4 剂和水鸭炖药 2 只，痰中已无血丝，夜间口干苦消失，饮食知味，但大便干燥。

辨证：阴液亏虚，肠道失润。

治法：清肝补肾，润肺通腑。

方剂：复脉汤加减。

药物：北沙参 30 克，玄参 18 克，广百合 24 克，怀山药 18 克，玉竹 10 克，黄精 30 克，麦冬 10 克，白薇 10 克，菟丝子 18 克，枸杞 18 克，肉苁蓉 10 克，地骨皮 12 克，生牡蛎 18 克，阿胶 10 克，炙鳖甲 18 克，火麻仁 10 克（10 剂）。

【十诊】12 月 19 日。服上方 10 剂后，诸症全消。亦无其他不适，眠食俱佳，面色红润，精神面貌较前大异。

辨证：肝肾阴虚。

治法：清肝补肺，滋肾潜阳，益气运脾。

方剂：复脉汤加味。

药物：白晒参粉 60 克，北沙参 60 克，白及 100 克，广百合 240 克，天门冬 180 克，麦冬 180 克，谷芽 100 克，怀山药 180 克，地骨皮 100 克，川贝母 100 克，白薇 100 克，菟丝子 180 克，枸杞 180 克，肉苁蓉 100 克，阿胶 100 克，生牡蛎 180 克，炙鳖甲 180 克，炒知母 60 克，生地黄 300 克，广玄参 180 克，麦芽 100 克，鸡内金 100 克，冰糖 250 克，蜂蜜适量。

上药除白晒参粉、阿胶、冰糖外，余药先煎，去渣取汁，浓缩后再加参、胶、蜜、糖搅拌均匀，待胶、糖溶化后收膏。日服 3 次，每次约 10 克。

后因事来蓉，喜诉其病痊愈，数年未发。

**按语：**本例患者久咳伤血，肺肾精亏，心肝火炽。人与天地相应，冬至前后，一阳始萌，阳气初生，胆主少阳春生之气，素本阴精亏损之体，不能涵纳阳气，故致肝胆之火上逆冲激肺脏而生咳血。张景岳说："不知咳嗽咯唾等血，无不有关肾也。何也？盖肾脉从肾上贯肝膈，入肺中，循喉咙，挟舌本；其支者，从肺出络心，注胸中，此肺肾相连而病则俱病矣。且血本精类，肾主五液，故凡病血者，虽有五腔之辨，然无不由于水亏，水亏则火盛，火盛则刑金，金病则肺燥，肺燥则络伤而嗽血，液涸而成痰，此其病标固在肺，而病本则在肾也。苟欲舍肾而治血，终非治之善者。第肾中自有水火，水虚本不能滋养，火虚尤不能化生，有善窥水火之微者，则洞垣之目，无过是矣。"又张璐玉说："夫阴血之安养内外者，皆肾水主之也，肾水虚则不能安静，而血被火逼，遂溢出，血出则五脏内外之阳皆失其配，失配之阳，无根之狂阳也，有升无降，炎灼肺金而为咳逆上气。"故宋老始终以调补肾中水火为其主要治法。初诊用黄连阿胶汤加味，旨在滋阴降火，交通心肾。及至心肾已交，水火既济，即改用填精补水，平调阴阳，随症加减，致使多年咯血痼疾及兼病遂得康复。

### 15. 肝肾阴虚，相火妄动白淫案

陈某，女，21 岁，工人。

【初诊】1968 年 4 月 10 日。患者于一年前开始，白带增多，遇异性则全身颤抖，手欲扶物，两大腿部需紧靠，才不致倾倒，颤抖后阴中下白色分泌物，过此全身自觉轻松。近一月来，发作频繁，一周 2～3 次，颤抖时心慌意乱或忧郁烦闷，大汗淋漓，时间长达 1～2 小时，抖后白色液体沿腿而下，似黏胶稀薄透明。紧张解除后，全身疲乏异常，严重影响生活与工作。先后曾在当地医院及省人民医院诊断为神经官能症，服利眠灵、谷维素等无寸效，又经中药涤痰、祛痰、补益心脾等药物治疗，仍无好转。就诊时患者面色无华，忧郁寡言，全身消瘦。自诉头晕失眠，五心烦热，口干不思饮食，小便量少色黄，月经周期提前，经前少腹胀痛。其义母告知其女素来多思善感，抑郁寡欢。察舌质红，苔少，脉细数。

诊断：白淫。

辨证：肝肾阴虚，相火妄动。

治法：滋肾养肝，敛降相火。

方剂：知柏地黄汤加味。

药物：炒知母 6 克，盐黄柏 6 克，生地黄 18 克，酸枣仁 12 克，泽泻 10 克，茯苓 12 克，丹皮 10 克，怀山药 12 克，焦白术 10 克，地骨皮 10 克，鸡血藤 30 克。

【二诊】4 月 20 日。服上方 4 剂后，每次颤抖时间缩短，约 15 分钟左右，饮食增加，情绪稍好。感口咽干燥，余症同前。原方加莲子心 10 克，麦冬 18 克，4 剂。

【三诊】4 月 30 日。服药期间曾颤抖一次，阴中仍有白色米汤状液体流下，但量已明显减少，五心仍觉烦热，继服上方 8 剂。

【四诊】5 月 16 日。病已半月未发，病人神情喜悦，面色转红润，仍眠差多梦，时有梦交，但阴中无白色涎液排出。自汗，稍劳作则感心悸心累，舌质淡，

苔少，脉虚细。

辨证：营血不足，心神失养。

治法：和营养卫，敛阳安神。

方剂：桂枝加龙骨牡蛎汤。

药物：桂枝 10 克，白芍 10 克，生姜 10 克，龙骨 24 克，牡蛎 24 克，大枣 10 克，炙甘草 6 克（4 剂）。

患者于 1969 年春节返蓉探视，言病已早愈，后未复发。

**按语**：《内经》云："心者，君主之官，神明出焉。"肝肾阴虚，相火妄动，扰及神明，故发此证。宋老初诊以知柏地黄丸加减，滋肝肾已亏之阴，熄君相妄动之火，枣仁养血安神，地骨皮清退虚热，鸡血藤"去瘀血，生新血，流利经脉"（《饮片新参》）。二、三诊时又加莲子心、麦冬清心养阴，俾水升火降，心肾得交，白淫可望得止。四诊，颤抖、阴中下白物已止，但营虚有热，卫阳少虚，故以桂枝加龙骨牡蛎汤原方收功。

### 16. 肝肾阴虚手足颤抖案

董某，女，41 岁，工人。

1975 年 12 月就诊。患热性病，高热，呕吐，昏迷，抽搐，经该厂医院住院治疗半月后，已热退，呕止，神清，能少量进食，但手脚颤抖，始终未解。就诊时形体消瘦，精神疲乏，舌质光绛干燥，舌面无苔，脉细数无力。

诊断：震颤。

辨证：肝肾阴亏，虚风内动。

治法：滋阴潜阳，养营息风。

方剂：三甲复脉汤加味。

药物：生地黄 18 克，玄参 18 克，麦冬 10 克，白芍 10 克，生牡蛎 18 克，生鳖甲 18 克，生龟板 24 克，火麻仁 10 克，北五味子 10 克，女贞子 10 克，甘草 6 克。

日服 1 剂，8 剂后诸症消失，饮食增加，精神转佳，未复发。

**按语**：华岫云总结叶天士中风案时说："肝为风脏，因精血衰耗，水不涵木，木少滋荣，故肝阳偏亢，内风时起。治以滋液息风，濡养营络，补阴潜阳，如虎潜、固本、复脉之类是也。"具体治法是"介以潜之，酸以收之，味厚以填之"。

本案宋老以三甲复脉汤化裁愈病即遵此意，生地黄、玄参、麦冬、女贞子厚味以补肝肾之精，北五味子、白芍酸甘敛阴，生牡蛎、生鳖甲、生龟板介属有情之平补肾潜阳，阴精充、阳气敛，风阳自息，诸症皆愈。

### 17. 中风（中脏腑）

卢某，女，56岁，四川某高校工作。

1981年12月5日。患者系余同乡友人魏某之妻，体弱多病，操持家务甚辛劳，患冠心病、心绞痛多年，经中、西药治疗，证情有所缓解。患者素性急躁、抑郁，近年来尤因小女婚事不顺其意，恼怒积郁，20天前又与女发生争执，气极卒倒，昏厥不省，牙关紧闭，经救治，一昼夜方苏醒，但失语，四肢不能动，肢面浮肿，颜面轻微歪斜。两三天后方能言语，但语音低怯吃力，肢身无力，步履动作艰难，缓行亦需扶杖。痰多，咳吐不利。自觉头顶前额胀痛，昏眩、短气、心烦不寐，脘闷、便结、口淡腻。西医检查：脑血流图示脑供血不足，椎-基底动脉弹性差，诊为轻度中风。服药未见好转，特求求治，恳请处方。余云："此为中风，只程度稍轻，然不可不防患中脏之危殆也。缘于情志内伤，气郁痰结，五志化火，除方药之外尚须令其心胸开朗，心平气顺，否则终有急发之虞。"先对魏君晓以新社会婚姻大事应由儿女自主，父母过分干预反成弊端；同时示其妥善教育子女敬重父母，慎重处理个人大事，遵行晚婚与节俭之新风，言甚恳切，魏君遵嘱，转而规劝妻女。

诊断：中风。

辨证：肝肾亏虚，痰热阻络。

治法：滋养肝肾，化痰通络，疏风宁心。

方剂：天麻钩藤汤加减。

药物：钩藤12克，菊花10克，枸杞18克，首乌24克，白蒺藜10克，枣仁12克，远志12克，石菖蒲6克，胆南星4.5克，竹茹10克，白芍10克，川贝母10克，女贞子18克，天麻10克，甘草6克，丝瓜络10克。

半月后，魏君复来，告说："服药9剂后，头昏眩大减，已可去掉手杖，室内活动自如，能料理轻微家务，痰涎减，浮肿消，纳食知味，大便软，唯气短、心悸。"并云已将余相劝之语转告其妻，其梗塞顿开，郁气随消，欣然应允女儿自主之事。女儿亦尽心侍奉榻前，合家喜悦，称谢不已。再于前方加入白晒参6

克，以益元气，安精神，服 10 剂后康复如初。

**按语：** 素禀劳累、情怀不畅之人，肝肾亏虚，气郁津停痰生，复因恼怒，肝阳化风，夹痰蒙扰于上，心神被蒙，故昏厥不省，正如《内经》所说："大怒则形气厥，而血郁于上，使人薄厥。"痰浊流滞经络，阻滞气血，故肢身无力，步履动作艰难，缓行亦需扶杖。宋老用温柔濡润滋养肝肾，平息内风以治其本虚，同时豁痰通络，疏经祛风以治标实。其为情志而诱发，故辅以精神开导，使患者心境豁顺，郁气自消，气机条达，五志之火无由而生，病始能随药而愈。

### 18. 阴虚阳亢眩晕案

王某，女，50 岁，成都军区干部。

【初诊】1980 年 12 月 15 日。自诉近一年多来，常感头昏眩，发时恶心呕吐，不敢睁目，卧床不起，起则剧吐，天旋地转。平时十指至手腕发麻颤抖，肢凉，阵感心悸、耳蒙，心烦易惊，眠差，纳少（素有胃下垂病史），大便干燥。平时易感冒。口干，舌红少津，苔中剥脱，脉细弱微数。

诊断：眩晕。

辨证：心肝血虚，虚风上扰。

治法：养血平肝，息风潜阳。

方剂：四物汤加味。

药物：当归 10 克，川芎 4.5 克，生地黄 18 克，白芍 10 克，枣仁 10 克，柏子仁 18 克，生牡蛎 18 克，麦冬 10 克，石斛 10 克，钩藤 10 克，丹皮 6 克，甘草 3 克（4 剂）。

【二诊】12 月 25 日。头目昏眩大减，发作稀疏，心慌气短好转。唯手腕、指端麻颤不温，耳窍蒙阻。

辨证：心肝血虚，虚风内动。

治法：滋阴养血，平肝息风。

方剂：四物汤加味。

药物：生白芍 15 克，当归 10 克，生地黄 18 克，粉丹皮 10 克，麦冬 10 克，菊花 10 克，生甘草 6 克，钩藤 12 克。

【三诊】1981 年 2 月 6 日。诸恙均减，眩晕基本消除，呕恶亦止。但指麻颤未愈，午后头面、手心不时冲热，气尚短促，脉虚缓。

辨证：心肝血虚，虚火上冲。

治法：滋补肝肾，育阴潜阳。

方剂：二甲复脉汤加味。

药物：白晒参 6 克，麦冬 10 克，石斛 10 克，白芍 12 克，阿胶 12 克，生地
　　　黄 18 克，女贞子 18 克，首乌片 18 克，玉竹 18 克，牡蛎 18 克，鳖
　　　甲 18 克，黑芝麻 10 克，甘草 6 克（8 剂）。

药后手指麻颤和冲热消除，心慌气短消失，眠食恢复，神情良好，嘱其配合
杞菊地黄丸继续服 1 月，诸恙悉愈，未再发生。

**按语**：针对此等心肝肾阴精亏虚、肝阳偏旺之证，"清滋柔镇"四法为宋老
所常用，"清"指凉血以和营阴，寒凉以清火逆，如生地黄、牡丹皮、钩藤、菊
花之属；"滋"指甘寒、甘温之品以滋肾养肝，养血安神，如当归、枣仁、首乌、
阿胶、石斛、麦冬等味；"柔"指酸甘之味以柔之，如白芍、五味子、甘草等味，
正如《内经》所说"酸先入肝"，"肝苦急，急食甘以缓之"。"镇"指选用有平肝
潜阳功效的药物，常用介属有情之物，如龟板、鳖甲、牡蛎等。此外，还需着眼
是否有夹痰、夹瘀的可能，俱当"观其脉证，知犯何逆，随证治之"。

### 19. 阴虚阳亢夹痰偏头痛案

刘某，女，32 岁，剑阁县山区某小学民办教师。

【初诊】1980 年 2 月 28 日。自述失眠，眼前闪现金光，恶心呕吐，暴烈性
头痛，时发时止已 3 年。经绵阳市精神病医院、四川医学院附属医院内科、五官
科、神经科检查脑血流图、脑超声波、脑电图，均未发现异常，先后诊断为神经
官能症、闪烁性盲点型偏头痛。曾行镇静安眠、止痛解痉类西药，清肝明目类中
药及针灸等治疗，效果不显，始来求治。

现症失眠多梦，每当惊恐劳累，尤其每当失眠后的次日，先觉头昏胸闷眼
花，随即眼前出现大小不等的圆形黑影，继而黑影变成弧形闪光，闭目亦见。闪
光每次持续 5～10 分钟，闪光时视物不清。紧接着发生呕恶，头部呈暴烈性重
压疼痛，持续 2～3 小时后自行减轻。头痛的部位与闪光出现的方位有密切关系
（眼的正前方出现闪光则头额、头顶疼痛，眼的左前方出现闪光则右侧头痛，闪
光在右前方出现则左侧头痛），其痛势与闪光持续的时间成正比。闪光未出现时，
头部呈针刺似闷痛，昏晕时作，部位不定，舌苔白腻，舌质红，脉象弦滑无力。

诊断：头痛。

辨证：阴虚痰饮，阳亢风生。

治法：滋阴平肝，化痰除湿。

方剂：羚角钩藤汤合温胆汤加减。

药物：法半夏 10 克，明天麻 10 克，白芍 10 克，炒枣仁 10 克，生龙骨 18 克，生牡蛎 18 克，陈皮 10 克，磁石 24 克，炒枳实 10 克，羚羊角 1.5 克（另磨汁兑冲），竹茹 10 克，甘草 3 克。

同时另以杞菊地黄丸常服。

【二诊】4 月 16 日。自述服上方 8 剂后，继服杞菊地黄丸。现失眠多梦、眼前闪光、呕恶头痛大减。在服药期间曾发病 3 次，但持续时间较前缩短，程度亦较轻，失眠次日，病势亦不若初诊前剧烈。现仍有失眠时发，短暂头晕头痛。近日工作紧张，失眠、视物闪光，头痛呕恶时作。舌苔白，根部微黄，脉微细而弱。

辨证：营血不足，阴虚阳亢，兼胆胃痰热。

治法：滋阴潜阳，宁心安神，兼清痰热。

方剂：酸枣仁汤加味。

药物：炒枣仁 12 克，广百合 24 克，茯苓 12 克，陈皮 10 克，夏枯草 18 克，炒知母 10 克，川芎 6 克，竹茹 10 克，生龙骨 18 克，生牡蛎 18 克，磁石 24 克，天麻 10 克，甘草 6 克（4～6 剂）。

8 月暑假来信致谢，述二诊处方服至 6 剂后，诸症全除，未再复发。

**按语：** 此证系肝肾阴虚，阳亢风生，炼液成痰，上攻清窍，阻闭经络所致。厥阴风火上窜，故视物闪光，头痛暴烈，部位游移；夹痰上逆故呕恶，舌苔白腻、脉象弦滑均为痰热之征。每当惊恐、劳累、失眠后，阴气愈伤，虚阳更无所制，上扰更甚，病遂加重。此证上实下虚，首以羚角钩藤汤合温胆汤化裁，凉肝息风、和胃祛痰以治其标，继用六味地黄丸化裁，以滋水涵木、镇肝息风治其本。二诊时病势已减，因劳累失眠，小有反复，诊其脉象细弱，按营血不足、阴虚阳亢兼胆胃痰热施治，用酸枣仁汤加味，滋阴潜阳，宁心安神，兼清痰热而收工。

## 20. 肝风犯胃夹痰痫证案

周某，男，16 岁，学生。

【初诊】1978 年 5 月 27 日。6 年前患痫证，开始 4 月一发，现 1 月一发。发时先感胸闷，热气自胸上冲至头，旋即眩晕、惊恐、昏倒仆地，神志不清，面色苍白，牙关紧急，两目上视，口吐清涎，大哭不止，历时 10 分钟，渐渐苏醒，症状消失，除感头昏、失眠多梦、疲乏无力外，饮食起居如常。来院门诊：舌质红，苔白，脉细缓。

诊断：痫证。

辨证：肝风犯胃，痰浊阻窍。

治法：养阴息风，镇静豁痰。

方剂：白金丸加味。

药物：郁金 10 克，枯矾 6 克（布包煎），菖蒲 6 克，远志 6 克，枣仁 18 克，莲子心 10 克，熟地黄 24 克，胆南星 6 克，丹参 15 克，柏子仁 18 克，生龙骨 18 克，生牡蛎 18 克，枸杞 15 克，当归 10 克，生铁落 120 克（另包，先煎去渣，取水熬药）。

【二诊】10 月 5 日。服 10 剂后，4 个月来病未复发，头昏失眠多梦大减，舌脉如常，仍守前法。

辨证：肝风犯胃，痰浊阻窍。

治法：养阴息风，镇静豁痰。

方剂：白金丸加味。

药物：潞党参 12 克，当归 10 克，川芎 10 克，熟地黄 12 克，胆南星 6 克，郁金 10 克，枯矾 6 克，天竺黄 6，法半夏 10 克，陈皮 10 克，茯苓 12 克，远志 6 克，菖蒲 6 克，枣仁 15 克，磁石 18 克，神曲 18 克，生牡蛎 24 克，竹茹 10 克，黄连 6 克，莲子心 10 克，沉香 10 克，牛黄 1.5 克，甘草 6 克，水飞朱砂 6 克，生铁落 120 克（另加水久煎，去渣取水）。

嘱其购买上药 6 剂，除朱砂、牛黄、生铁落外，余药共研极细末，将水飞朱砂、牛黄加入拌匀，取生铁落水与熟蜜 1000 克搅匀做丸，每丸重 10 克，日服 3 次，每次 1 丸。

**按语：**痫证多因惊恐、饮食不节和先天因素等形成脏腑功能失调，酿成痰诞风火而发病。本例患者肝肾阴虚，不能维阳，肝风易动，胆火随之上逆，日久灼液成痰，症见胸闷眩晕，即系风痰上逆先兆，当风动痰升，则感热气从胸上冲至头顶，风痰乱于胸中则昏睡不醒，上壅则口吐清涎，邪走经络则两目上视。胆附于肝，肝阴虚，胆气亦虚，再加风痰上扰则惊恐不安，失眠多梦；风痰聚散无常，病亦时作时止，病后一如常人。初诊用白金丸加菖蒲、远志、胆星，豁痰宣窍，莲子心清心热，枣仁、柏子仁、熟地黄、丹参、枸杞滋养肝肾，生铁落、生龙骨、牡蛎重镇安神。二诊时趁病未发，亟用丸药缓图。以四物、朱砂安神丸养血滋阴，磁朱丸与牡蛎、铁落镇静安神。其中朱砂安神丸之黄连、生地黄、莲子心、牛黄相互配伍，清心经与胆胃之热；白金丸、二陈汤配胆星、竺黄、竹茹、菖蒲、远志通窍除痰；参、草、蜜益脾缓急，共奏养阴息风、豁痰宣窍、心脾肝肾共治之效，使阳降风息，阴血得养，痰热得祛，始能收全功。

## （五）肾系医案

注重阴阳互生是宋老治疗肾系疾病的特色，这一特色包含两个方面的内容：一是在滋肾阴、补肾阳的时候倡导阴阳互生。这一理论取法于张景岳的思想："善补阳者，必于阴中求阳，则阳得阴助而生化无穷；善补阴者，必于阳中求阴，则阴得阳生而泉源不竭。"这一特色在宋老治疗肾阳虚的肾系疾病方面表现得最为典型，比如下列肾虚喘证案中运用《金匮要略》肾气丸治疗肾阳虚衰、气不摄纳的喘证。二是精气互生。《内经》云："精化为气。"点明了精气之间的互生关系，即气可生精，精亦可化气。编者体会，在宋老的临床中，对于肾系疾病，非常注重填补肾精，如下列医案中常能看到大队填补肾精药，如熟地黄、肉苁蓉、龟胶、鹿胶、枸杞等甘温濡润、血肉有情之品补益肾精，并在此基础上，依据精气相生的理论而加入甘温益气之品，如人参、党参、黄芪等。这一临床经验在下列如肾精亏损、阳气不固消渴案，肾阳虚弱眩晕案等案中都有明确的体现。总之，宋老治疗下焦疾病非常注重脏腑阴阳的互根性，常阴阳同调，以补偏救弊，从而达到阴阳平和的目的。

### 1. 肾精亏损，阳气不固消渴案

郭某，男，60岁，老干部。

【初诊】1981年5月14日。患糖尿病16年，现血糖偏高，尿糖（++），控制饮食，日不超过250克，喝水较多，一日4000mL，夜尿频，每晚6~7次，小便浑黄如脂膏。形寒怯冷尤甚，背脊常凛凛畏寒，四肢多年不温，腰痛无力，精神衰退，易患感冒，夏天亦常着棉、皮之服，衣帽齐全，炎暑天气温达 30℃以上，背卧晒烫之石板，甚觉舒适。自述从前曾患遗精病多年。诊其脉沉弦细，舌质淡，苔薄白。

　　诊断：消渴。

　　辨证：肾精亏虚，下元不摄。

　　治法：温固下元，滋填肝肾。

　　方剂：参苓白术散加减。

　　药物：鹿角胶 12 克，生黄芪 30 克，焦白术 10 克，怀山药 18 克，龙眼肉 10
　　　　　克，枣皮 10 克，麦冬 10 克，益智仁 10 克，熟地黄 18 克，炒杜仲 18
　　　　　克，五味子 10 克，甘草 30 克（10 剂）。

　　【复诊】5 月 28 日。药后血糖降至正常，尿糖转阴，背脊寒冷大减，四肢已感温和，夜尿 3~4 次，小便颜色亦转清，口不甚渴，饮水减少，患者感觉良好，精神增加。脉细弦，仍感无力，舌淡，苔白少津。

　　辨证：肾精亏虚，下元不摄。

　　治法：温阳益气，滋肾固涩。

　　方剂：右归丸加减。

　　药物：鹿角胶 12 克，上安桂 3 克（后下），枣皮 12 克，黄芪 60 克，潞党参
　　　　　30 克，焦白术 10 克，熟地黄 18 克，制附片 10 克，龙眼肉 10 克，枸
　　　　　杞 18 克，炒杜仲 18 克，桑寄生 18 克，杭巴戟 12 克，淫羊藿 24 克，
　　　　　益智仁 10 克，炙甘草 6 克（10 剂）。

　　药后畏寒肢冷消失，血、尿糖均正常，夜尿每晚仅一次，颜色正常，饮食复常，精神亦好。

　　**按语：**本例患者系肾精亏损，阳气虚衰，气化失常之下消证。《景岳全书》说："下消者下焦病也，小便黄赤，为淋为浊，如膏如脂，面黑耳焦，日渐消瘦，其病在肾，故又名肾消也。"故首诊宋老以温阳补肾为法，使用鹿角胶、龙眼肉、益智仁、杜仲、熟地黄等甘温味厚之品以温补肾阳；五味子、麦冬、枣皮等甘寒之品以阴中求阳，加入黄芪、白术、山药等甘温之品以益气健脾、补气生精。

取效后则重加填精温阳益气之品，从而使肾精充，阳气旺，气化有权，故诸症自去。

### 2. 阴虚湿热血淋案

史某，女，23 岁，配件厂工人。

【初诊】1981 年 3 月 23 日。主诉 3 天来小便频急，淋漓涩痛，色深红如洗肉水，腰痛掣引左侧少腹内灼热刺痛，镜检小便红细胞（++），脓球（++）。患者素体虚弱多病。原有腰痛历史，常齿龈出血，唇干红，眠差多梦，纳食无味，午后手脚发烫，口干苦，舌质淡红，苔白黄厚腻，脉细数。

诊断：血淋。

辨证：肾阴亏虚，湿热入血。

治法：滋阴凉血，利湿通淋。

方剂：猪苓汤加减。

药物：阿胶 12 克，猪苓 18 克，丹皮 10 克，生地黄 18 克，滑石 18 克，小
蓟根 30 克，茅根 30 克。

【复诊】3 月 30 日。服一剂，少腹灼痛及尿道痛消除，服完 4 剂腰痛大为减轻，小便颜色转清，镜检完全正常。现小便时仍感尿道口灼热，午后和晚间阵发潮热，苔薄腻，脉细数。

辨证：肾阴亏虚，湿热阻滞。

治法：滋肾养阴，清利湿热。

方剂：六味地黄丸加减。

药物：生地黄 18 克，怀山药 18 克，茯苓 18 克，丹皮 10 克，泽泻 10 克，
小蓟 30 克，茅根 30 克，蒲黄 20 克，车前仁 10 克（4 剂）。

再配合知柏地黄丸早晚服用，一周后诸恙痊愈。

**按语：**《诸病源候论》说："血淋者，是热淋之甚者，则尿血，谓之血淋。"说明血淋多属于热邪灼伤血络而成。本例是素禀肾阴不足之体，阳明湿热流滞下焦，伤及血络而成。赵羽皇说："仲景制猪苓一汤，以行阳明、少阴二经水热。然其旨全在益阴，不专利水。"所以宋老用猪苓汤加减以凉血养阴，祛湿除热，利尿通淋而获速效。后再以六味地黄汤重在滋养肾阴，兼以利尿而收全功。

### 3. 阴伤血滞低热案

李某，男，31岁，汽车驾驶员。

1974年6月1日初诊。3年多来，夜间常发热（37.5～37.8℃），当地医院以低热待查，用中西药治疗无效，来我院就诊。夜间发热无汗，面色暗黑，头晕目眩，头发脱落，肌肤干燥，腰膝酸软，舌体干瘦，舌质红，舌边有齿痕及紫色瘀点，舌苔少，脉虚数无力。

诊断：燥证。

辨证：阴虚血滞。

治法：滋阴补肾，活血行瘀。

方剂：六味地黄丸加味。

药物：桑椹18克，川红花10克，牡丹皮10克，当归尾10克，黑大豆24克，紫丹参10克，山茱萸12克，大枣10克，百合24克，熟地黄15克，泽泻10克，茯苓12克，黄芪15克。

1978年3月，患者诉服上方7剂后，诸症消除，已重返工作岗位。

**按语：** 低热一症原因复杂，但临床上常见有阴虚、暑湿、食滞、风热和气虚等类型，不可不辨。夜间发热多阴虚，患者面色暗黑、头晕目眩、头发脱落、腰膝酸软、舌体干瘦而红，脉虚数等，均为肾阴亏损、阴虚发热之象，以六味地黄丸滋肾养阴，重加桑椹、黑豆增强补肾之功，加百合润肺金以生肾水，大枣助脾胃后天之源，一味黄芪引导诸药效力充达表血，落发自生；舌边瘀、肌肤干燥，即《金匮要略》所说："内有干血，肌肤甲错。"为凝血滞络，故加红花、当归尾、丹参活血行瘀。全方补中有攻，阴中有阳，共奏滋阴补肾、活血行瘀之功，阴血足，瘀血消，三年低热自退。

### 4. 肾虚喘证案

梁某，男，60岁，干部。

【初诊】1981年12月10日。主诉头晕耳鸣，心悸，动则气喘，呼多吸少，腰膝酸软。证属肾阳虚衰，肾不纳气。处以《金匮》肾气丸（桂用肉桂，地用熟地）加北五味子，服后收效显著。后因故停药6月，复诊时，除上述症状复见外，又增浮肿、小便量少等。复与原方，3剂后效不甚显，乃将熟地、肉桂改为干地黄和桂枝，以增强化气行水之力。服后小便通畅，浮肿全消，诸证缓解。

**按语：**本例原属肾阳虚衰、肾不纳气之证，经用《金匮要略》肾气丸加五味子获效。因停药较久，病情复发，不唯肾阳虚衰，又增心阳不足、阳虚水泛之象，故原方继服效应不彰，易以桂枝、干地黄，温通心阳，温化肾气，增强温阳化气行水之力，故浮肿得消，气喘得解。

### 5. 阳虚不摄遗精案

黄某，男，26岁。

1973年4月7日初诊。遗精已3年余，始时有梦，近一二年来无梦，每改善膳食后，遗泄更甚。头昏眼花，腰膝酸软，盗汗，自汗，形寒畏冷，脉虚大，舌质淡，无苔。

诊断：遗精。

辨证：肾阳亏虚，固摄失职。

治法：温阳益肾，固精敛汗。

方剂：桂枝加龙骨牡蛎汤加味。

药物：桂枝10克，白芍10克，生龙骨18克，生牡蛎24克，炙甘草6克，生姜10克，大枣5枚，韭子10克，鹿角胶10克。

连进10剂，诸症全失。

**按语：**《金匮要略·血痹虚劳病脉证并治》讲："脉得诸芤动微紧，男子失精，女子梦交，桂枝加龙骨牡蛎汤主之。"本例即属于肾精亏损，阳气虚弱，不能摄精之证，主以桂枝加龙骨牡蛎汤"调阴阳和营卫，兼固涩精液"，加入血肉有情之鹿角胶补肾温阳。韭子，《本经逢原》说："惟肾气过劳，不能收摄者为宜，若阴虚火旺及元阳不交、独阴失合误用，是抱薪救焚矣。大抵韭之功用，全在辛温散结。子则包含少火未散，故能涩精，而壮火炽盛，则为戈戟。"

### 6. 肾阳虚衰消渴案

陈某，男，50岁，工人。

【初诊】1978年10月5日。近半年来常感疲乏无力，形体消瘦，小便频数，饮水后即小便。夜间尿浑浊如脂。面色黧黑，耳轮焦干，腰酸肢软，阳事不举。查空腹血糖升高，尿糖（+++）。舌质淡，苔白，脉沉细无力。

诊断：消渴。

辨证：肾阳虚衰，气化不及。

治法：温阳补肾，助阳化气。

方剂：肾气丸加味。

药物：熟地黄24克，枣皮12克，泽泻10克，茯苓10克，牡丹皮10克，
　　　制附片10克，肉桂3克，生黄芪30克，生山药30克。

前后共服百剂，诸证悉除。查空腹血糖较前下降，尿糖阴性；脉舌正常。嘱其购肾气丸续服3月，以巩固疗效。

**按语：** 消渴多阴虚燥热为患，然亦有阳虚失于气化，津液不能生成布达所致的多饮、多尿、消瘦之症。本例患者年届五十，形体瘦削，多饮多尿，腰酸肢软，脉沉舌淡，为气不摄津、水不化气所致的消渴。故用《金匮要略》肾气丸加黄芪，温肾益气为治，然须久服方效。

# 二、医话

## 临床诊治以议病为先

中医临床素来倡导理法方药一线贯穿，即治病必须先深究病情，然后以此为据列出治法，开出方药。这具有相当的逻辑性和现实意义。但在临床中，常能看到医家不论或少论病情，即开始处方，在医书中，不见病情，即着手评判方药优劣的现象也很多见。比如张仲景在《伤寒论·自序》中就深刻批评了时医不深究病情的弊端，即"省疾问病，务在口给，相对斯须，便处汤药"。又比如吴鞠通在《温病条辨》中评价泻白散时通过自己亲属服用了泻白散后久咳不愈的情况，即通过自己的分析后认定泻白散有留邪之弊，并谓"此方治热病后与小儿痘后，外感已尽，真气不得归元，咳嗽上气，身虚热者，甚良。若兼一毫外感，即不可用"（《温病条辨·解儿难·泻白散不可妄用论》）。把泻白散的使用范围严格限制在热病后期、肺阴亏损的燥咳上，有外感，不论风温或风寒，均不可用。后世王孟英把吴鞠通这种以偏概全的想法的根底一语道破，即吴鞠通多言方药不察病情。如王氏认为："此（指泻白散）泻去肺热而保定肺气之方也。若肺不伤于热

而伤于风寒者，诚有如鞠通所谓必将邪气恋定，而渐成老怯矣，故必用药先议病也。"提示对于风温入于肺络中的咳喘，泻白散也是可用的。宋老认为，任何事物都是利弊的共生体，我们需要认知它的利弊，并通过合理的途径趋利避害。就如在具体的临床中，首先需要对疾病进行具体的分析，找到疾病发生的根本，即病机，据此病机列定治法、组成方药，而不能心怀成见，或者定见，执定某方治某病、某方不治某病、某药治某症等，有意或者无意地抛开临床，去追寻内心所形成的疾病的情况，这完全是脱离临床实际。因此，宋老临证倡导治病以议病为先。

## 一、对温病五个重要问题的分析

### 1. 伤寒与温病

怎样看待温病与伤寒的关系，是研究温病学必须解决的问题。一个事实很明显，有的学者认为"《伤寒论》是仲景统治外感的专书，温病的治法已包括于《伤寒论》之中，温病学无独立存在之必要"。而有学者则认为"《伤寒论》只能治狭义的伤寒病，古方今病，不相适应"。需要新的理论去指导临床，比如温病学。二者均言之凿凿，那该如何评价温病与伤寒的关系呢？选角度很关键。宋老以历代先贤关于温病的论述为经，以实事求是、客观公正的态度为纬，从历史发展的角度详加阐述了温病学的整个发展历程，有效地回答了温病与伤寒的关系问题。

（1）《内经》构建了中医热病学的理论框架

《素问·生气通天论》云："冬伤于寒，春必温病。"《素问·金匮真言论》说："夫精者，身之本也，故藏于精者，春不病温。"《素问·热论》说："凡病伤寒而成温者，先夏至日者为病温，后夏至日者为病暑，暑当与汗皆出勿止。"其中的"温病""暑"等都是中医学典籍中关于温病的最早记载。宋老认为后世医家对温病的看法虽各有不同，但都把《内经》中论述温病的文字引作自己的佐证，比如王孟英《温热经纬》首卷即是"《内经》伏气温热篇"，又比如柳宝诒《温热逢源》首卷即是"详注《灵枢》《素问》伏气化温诸条"。因此，要了解温病学说的起源和理论基础，就必须正确认识《内经》热病的相关理论。

《内经》以天人合一学说作为论述疾病发生的理论基础。如《素问·宝命全形论》说："人以天地之气生，四时之法成。"《素问·四气调神大论》说："夫四时阴阳者，万物之根本也，所以圣人春夏养阳，秋冬养阴，以从其根，故与万物沉浮于生长之门。逆其根，则伐其本，坏其真矣。故阴阳四时者，万物之终始也，死生之本也，逆之则灾害生，从之则苛疾不起，是为得道。"这些记载有力地说明保持健康的关键在于取法自然，顺应自然。若不能顺应四时气候的变化，就容易生病，诚如《素问·阴阳应象大论》说："冬伤于寒，春必温病；春伤于风，夏生飧泄；夏伤于暑，秋为痎疟；秋伤于湿，冬生咳嗽。"这说明了外因在致病中的意义。

《内经》认为内在因素是疾病发生的关键因素。如《灵枢·百病始生》云："风雨寒热不得虚，邪不能独伤人。猝然逢疾风暴雨而不病者，盖无虚，故邪不能独伤人。此必因虚邪之风，与其身形，两虚相得，乃客其形。"可见正气是发病的内在条件，四时气候失常，或者调摄失宜，是疾病发生的外部因素。

对于热病，《内经》认为伤寒是外感热性病的总称，如《素问·热论》说："今夫热病者，皆伤寒之类也。"即是说凡是热性病都属于伤寒这一类，因为伤寒是热性病，温病暑病也是热性病，尽管最初受病或有因感寒邪而引起的，但在冬季多患伤寒，在春季就多患温病了，夏季外界气温最高，患者多为热病。温与热只是轻重程度上的区别，但统名热病，《内经》都说成是伤寒之类。所以，恽铁樵说："温病者，热病也；热病者，伤寒也。寒伤躯体最外层，太阳受病，体温起反应则发热，是为热病；春有热病，夏有热病，秋有热病，冬有热病。冬之热病，伤于寒也，因太阳受病，体温集表而为热，故曰：'人之伤于寒也，则为病热。'冬之热病是伤寒，春之热病仍是伤寒，夏之热病，秋之热病，依然是伤寒。故曰：'凡热病皆伤寒之类也。'"同是伤寒，何以不胥名曰伤寒？热病即温病，同是伤寒而病热，何以不胥名曰温病，而或名温病，或名伤寒？曰："此时令之关系也。"（《温病明理》）

以上论述表明，《内经》是把一切外因的热性病，统称为伤寒，又因时令气候的不同随季节而名之曰伤寒或者温、暑；又因身体感受寒冷的刺激而发热，所以认为各种外因热性病都是感寒而起的。

关于热病的宜忌方面，《内经》也有论述。如"刺热"说："诸治热病，以饮之寒水乃刺之，必寒衣之，居止寒处，身寒而止也。""热论"说："诸遗者，热甚而强食之，故有所遗也。若此者，皆病已衰而热有所藏，因其谷气相薄，两热相合，故有所遗也……病热已愈，食肉则复，多食则遗，此其禁也。"这更是极其真切的临床事实。中医文献中记载热病患者因热不可耐而吃西瓜、凉水因而透汗解热的确是不少，同样也有不慎饮食而发生复热甚至死亡的。

《内经》还提到热病中有已得汗而仍不退热，并且脉象躁疾，狂言神昏，又不能食的症状，称为"阴阳交"的死证，温病学家认为这种病比伤寒的两感证还要危急。清代叶天士解释为"阴液外泄，阳热内陷"。温热病中常有发现，预后较差。这更足以说明在温病治疗中保存津液的重要意义。

关于热病的死证，《内经》也有较详细的记载，明显的共计九条，大概不外阴液缺少的原因。如"玉版论要"说："温病虚甚死。"吴鞠通解释说："病温之人，精血虚甚，则无阴以胜阳热，故死。"（《温病条辨》）就是这个道理。

《内经》时代治疗热病是用刺法，并明确提出泻热实阴的治则。《灵枢·热病》说："热病三日而气口静、人迎躁者，取之诸阳五十九刺，以泻其热而出其汗，实其阴以补其不足者。"温热病最怕热久不退，损伤津液，以致肝肾阴虚，发生痉厥神昏。但是，热盛应该泻热，液亏尤须补阴；急去其热，阴始可保，这是温病一定不移的治法。《内经》提出泻热实阴的治疗法规，对后世温病学家来说，也是必须遵守的指导原则。所以，吴鞠通说："实其阴以补其不足者，阳胜则阴衰，泻阳则阴得安其位，故曰实其阴；泻阳之有余，即所以补阴之不足……实其阴以补其不足，此一句，实治温热之吃紧大纲。"可觅《内经》对温热病的治疗，已有很多的宝贵经验。

综上可知，《内经》时代从邪与正的角度阐述了疾病的发病观，并将所有热病都归在广义伤寒门下，并较为具体地阐述了热病的证候、诊断、防治等方法，构建了中医热病学的理论体系，为后续的发展奠定了立法基础。

（2）《难经》记载五种热病，使伤寒与温病的关系明朗化

《难经》也是古代医学经典之一，其内容大体与《内经》相似，但有些理论不尽合于《内经》。其有关温病学说的记载，虽然只有"五十八难"一条，但说明了两种情况：①划分五种伤寒；②区别五种伤寒的脉象。"五十八难"说："伤寒有几？其脉有变不？然：伤寒有五，有中风，有伤寒，有湿温，有热病，有温病，其所苦各不同。中风之脉，阳浮而滑，阴濡而弱；湿温之脉，阳濡而弱，阴小而急；伤寒之脉，阴阳俱盛而紧涩；热病之脉，阴阳俱浮，浮之而滑，沉之散涩；温病之脉，行在诸经，不知何经之动也，各随其经所在而取之。"

徐洄溪说："伤寒，统名也；下五者，伤寒之分证也。"（《难经经释》）清代陆九芝说："伤寒为纲，其目则有五。一曰中风，二曰伤寒，三曰湿温，四曰热病，五曰温病，则说伤寒有五种焉。病既来自伤寒，是当从病之来路上立论，论即从

病之来路命名，故仲景《伤寒论》之伤寒字，即《难经》伤寒有五之伤寒字也。仲景撰用《素问》《难经》者如此。"（《世补斋医书·文集》）张山雷说："温病热病，本言感受温热之气发而为病，而亦得总称之曰伤寒者，正以温热之发，亦因感有外寒而起，所以虽在盛夏，其先多有凛寒一阵，渐以身热，此古人亦用伤寒二字包而涵之；但既热之后，即不复寒，此温病热病之所以不与二曰伤寒同者，其辨乃在于此。"（《难经汇注笺正》）

统观诸家所述，可见《难经》所说的伤寒，一为总名，二为分证，与《内经》论热病的精神基本上是一致的。它分别五者之为病不同（"其所苦各不同"），不过统名伤寒而已。基于此，现代医家把五种伤寒称为广义伤寒，把"二曰伤寒"的伤寒，称为狭义的伤寒。

《难经》是以论脉为其特点的，所以在分析五种病证的脉象上就更为详备。《难经》说："其脉有变不？"滑伯仁读变为辨，就是设问五种病脉的辨别，《难经》区别得很细致，这是它突出的地方。但对"温病之脉，行在诸经，不知何经之动也，各随其经所在而取之"一段，诸家解释则各有不同。张山雷说："'温病之脉，行在诸经'三句，最不可解。若谓温病六经皆有，病在何经，即当见何经之脉，则四时外感，无不如此，何独温病为然？而为之注者，又皆说得惝恍迷离，直无一句可信，何如存而不论为佳。"（《难经汇注笺正》）但是，温病学家中主伏气说者又认为"伏温之病，随经可发"（柳宝诒）。不知发在何经，故其脉无一定。

《难经》记载五种伤寒的统名，是广义伤寒，包括了五种热病，又从五种不同热病的不同脉象做出鉴别，使伤寒与温病的关系更加明朗化，从而使热病学既统归在伤寒之下，又有所区别，为热病学的发展提供了基础。

（3）《伤寒论》创立六经学说，提出了外感热病的辨治纲领

宋老认为从《内经》《难经》有关热病的记载来看，温病隶属热病范畴，如《难经》将温病列入五种伤寒之中。那么仲景著《伤寒论》是否以五种伤寒亦即五种热病，皆为其研究之对象？如果说是，何以论中"麻桂姜附诸方，伤寒家亦认为不可以治三时之外感"（王朴庄语）？如果说是专为"二曰伤寒"的伤寒而设，何以后世医家多主《伤寒论》"为治一切外感之专书"（徐洄溪语）？且其临床实践价值，事实上固不仅限于狭义的伤寒病。仲景自言撰用《素问》，究竟

《伤寒论》与《素问》的关系是怎样的？这都是值得讨论的问题。

宋老以为《伤寒论》采用《内经》有关理论，创立六经学说用以对疾病证候归纳分类，并作为辨证论治的纲领。《伤寒论》接受了《内经》的理论指导。通过仲景临床实践的体会，结合汉以前医家的丰富经验，在《内经》理论基础上创立六经辨证纲领。正如余杭章太炎说："夫仲景自言撰用《素问》，必不事事背古。良有《素问》以至汉末五六百岁，其间因革损益多矣，亦宁有事事牵于旧术哉？"(《伤寒论今释序》)《伤寒论》到现在还有其指导临床实践的意义，就在于它既"不事事背古"又"不牵于旧术"。例如《素问·热论》的三阴三阳，和《伤寒论》的六经症状就完全不同，后者所述的范围就要扩大许多，因而对于五种伤寒的辨证治疗，就有了显著的发展。所以柯韵伯说："夫《内经》热病之六经，专主经脉为病，但有表里之实热，并无表里之虚寒，虽因于伤寒，而已变成热病，故竟称热病，而不称伤寒。要知《内经》热病，即温病之互名，故无恶寒证，但有可汗可泄之法，并无可温可补之例也。观温病名篇，亦称'评热病论'，其义可知矣。"又说："夫仲景之六经，是分六区地面，所该者广，虽以脉为经络，而不专在经络上立说，凡风寒温热，内伤外感，自表及里，有寒有热，或虚或实，无乎不包，故以伤寒杂病合为一书，而总名《伤寒杂病论》。所以六经提纲，各立一句，不为经络所拘，弗为风寒划定也。"(《伤寒论翼·六经正义第二》)

根据柯氏意见，《内经》热病，就是温病互名，所以没有恶寒症状。治法不外汗下两端，也没有温法和补法。他说《伤寒论》的六经所包者广："凡风寒温热，内伤外感，自表及里，有寒有热，或虚或实，无乎不包。"因此，论中六类证候的划分是具有一切疾病的共通性的。仲景既是根据《内经》的六经而命名，创立崭新的六经学说，又以阴阳概念为指导，从而确定表里寒热虚实的辨证纲领和"知犯何逆，随证治之"的治疗原则，当然一切外因热性病都包含在《伤寒论》中了。

另外，《伤寒论》还简明扼要地叙述了温病的症状，温病学说是在伤寒论基础上的发展。《伤寒论》说："太阳病，发热而渴，不恶寒者，为温病。若发汗已，身灼热者，名风温。风温为病，脉阴阳俱浮，自汗出，身重，多眠睡，鼻息必鼾，语言难出。若被下者，小便不利，直视失溲；若被火者，微发黄色，剧者如惊痫，时瘛疭，若火熏之，一逆尚引日，再逆促命期。"

19

　　这是《伤寒论》叙述温病的专条。根据六经提纲的规定，太阳主表，太阳病为初起的原发症状，温病上冠有太阳病的字样，可见是与中风、伤寒同等叙述的，三者对照，只是不恶寒而渴为独异，其他未叙脉象，与《难经》同。本论中没有列出主治方剂，但着重叙述发汗后风温病的演变，指出温病不可发汗，以及误汗、误下、被火、火熏等禁忌。

　　此外，《金匮要略》中载有暍病三条，如"太阳中热者，暍是也；其人汗出恶寒，身热而渴也，白虎加人参汤主之"等，俱称太阳病。徐洄溪说："凡汗出多之症，无不恶寒者，以其恶寒汗出，而误认为寒，妄用热剂，则立危矣。"古人将暑、热、暍三者并称，故这是夏季的暑病，亦即《难经》的热病。但后世温病家有主张这是外感热病，与《内经》热病不同。如周禹载说："此是外来之热，故曰中，与伏寒发为热病不同。"（《温热暑疫全书》）不论怎样，可以看出，《伤寒论》包括的温热病都着重叙述初起的原发症状，这是值得珍视的地方。

　　又《难经》所述的湿温，《伤寒论》中没有说到，后来注家多有主张《金匮要略》"痉湿暍篇"的湿痹为湿温的。如"太阳病，关节疼痛而烦，脉沉而细者，此为湿痹；其候小便不利，大便反快，但当利其小便"。观其前后所述，似指一般湿病而言，不像后世湿温一类的病。

　　由于《伤寒论》叙述温病的内容过于简明扼要，以致引起后世医家很多分歧意见，尊仲景者认为五种伤寒同隶属于《伤寒论》六经之内，伤寒方自可治疗温热病而无事他求；后世温病学家虽然公认《伤寒论》为统治一切外因热性病的准则，但认为叙述温病所占的比重太少，因而治法不够详备，尚有待于后人的补充。如王孟英说："《难经》云'伤寒有五……'，故仲圣著论，亦以伤寒统之，而条中分中风、伤寒、温病、温、暍五者之证治，与《内经》《难经》渊源一辙，法虽未尽，名也备焉。"（《湿热经纬·自序》）

　　又因各家在临床治疗中的体会不同，对本论所述温病的解释因之各异。如主伏气说的章虚谷解释本条说："温病之发无定处，少阴之表为太阳，热邪自里出表，即有发热头痛之太阳病也。不恶寒，其非外感之邪可知；渴者，热从内发之证也。仲景恐人错认为太阳伤风寒，故特标是伏热内发之温病也。其少阴温病反不标者，因伏气条内，已申明咽痛下利为少阴初发之温病也。"（《医门棒喝·温病脉证治法章》）但是，柯韵伯则说："太阳病而渴，是兼少阴矣。然太少两感者，必恶寒而且烦满，今不烦满，则不涉少阴；反不恶寒，则非伤寒而为温病矣。温病内外皆热，所以别于中风伤寒之恶寒发热也。"(《伤寒来苏集·伤寒总论·太阳脉证》)又说："太阳温病，反不恶寒而渴者，是病根不因于寒，而因于风；发热者，病为在表，法当汗解；然不恶寒，则非麻黄桂枝所宜矣。风与温相搏，发汗不如法，风去而热反炽，两阳相熏灼，转属阳明之兆也。"

综上论述，说明后世医家对《伤寒论》有关温病的看法是极不一致的。由于仲景简明扼要地叙述温病、风温的症状，没有列举治疗的方剂，以致引起后世医家的臆测和分歧；又由于在临床实践中各有体会不同，因而产生一些不同的见解，于是对温病的病因、病程、病位等，立说不一，治法上自然也就随之而异。如周禹载、张石顽、柳宝诒等是以黄芩汤为治温病主方的，柯韵伯则主张以麻杏甘石汤为治温病初起的主方，后来陆九芝又主张葛根黄连黄芩汤是治温病的最好方剂。立说愈多，治法愈乱，因此，后人竟有认为《伤寒论》只宜于治寒，不宜于治温，把伤寒和温病两者对立起来，各立门户，互为是非，这显然不是治学应有的态度。宋老认为《伤寒论》是仲景根据《内经》的理论思想指导，创立六经学说对一切外因性疾病做出分析归纳，制订六种不同的证候类型，以为辨证论治的纲领。它叙述了一切外因热性病的本病症状，也叙述了一切外因热性病的变病症状。但是，不容否认，它确实是详于叙述伤寒而略于叙温，对温病的治疗方剂确实不够详备，但对温病的叙述已经有纲要性的启示。遵照辨证论治的原则和既"不事事背古"又"不牵于旧术"的精神。依据客观实际，沿着古人已经发现的道路继续前进，才是学者应持的正确态度。温病学说之所以能够发展，正是由于它与《伤寒论》有着不可分割的关系，它是在《伤寒论》基础上的发展，而不是彼此漠不相关。如王肯堂说："知尊仲景书而遗后贤续法者，好古之过也。"周禹载说："仲景《伤寒论》中温热森森，具载黄芩白虎等汤，是其治也。后之学者，苟能引申此意，便可变化不穷，神明千载。不能细察其理，反执以为治伤寒之法，盍思本汤既无外解之功，又无内夺之力，圣人立法果何谓乎？"(《温热暑疫全书·自序》)柯韵伯又说："太阳一经，四时俱能受病，不必于冬。人之温病，不必因于伤寒。且四时皆能病温，不必于春。推而广之，则六经俱有温病，非独太阳一经也。"(《伤寒来苏集·伤寒总论·太阳脉证》)统观诸家立论，均有合于临床实践而为学者所当取法。因此，从学术发展的规律和实际来看，温病学说正是在《伤寒论》基础上的进一步发展。

（4）王叔和整理《伤寒论》，扩展了温病的种类，并叙述了各种温病的鉴别

自两晋以迄隋唐，是温病学说在伤寒领域中酝酿孕育的时期。晋代王叔和编次仲景《伤寒论》，置伤寒论序于书前，成为后世争论的焦点，有人说"伤寒论序"（以下简称"论序"）非仲景所做，因仲景自序有撰用阴阳大论的话，所以疑是王叔和所假托。"论序"的真实性究竟怎样，姑不具论，王叔和根据古医经，把《伤寒论》整理编次出来，使它能够留传后世，其功绩实在值得后人崇敬。再看论序这一段文字，连《诸病源候论》《备急千金要方》《外台秘要》都同有记载，可见"论序"是确有根据的。从两晋到隋唐两代，各家著述，凡是有关伤寒、温病、时行、天行、疫疠这一类的疾病，都是统在伤寒总名之内，这仍是热病皆伤寒之类的意思，它与《内经》《难经》《伤寒论》的基本精神是一致的。但是，从"论序"中可以看出，时代越是发展，疾病演变的情况越不那么单纯，为了说明疾病的真相，就需要在古人立论的基础上有所体会、发挥，甚至有所改变，这是极其自然的事。例如"论序"明明指出伏寒变为温病和感非时之气而病两种情况，就与《内经》《难经》的记载有所不同了。"论序"中又把温疟、风温、温毒、温疫四种病加以叙述，既扩展温病的种类，又从脉象方面加以鉴别，前人就没有这样详细的划分。这些都说明在王叔和时代，以至整个两晋隋唐时期，正是温病学说在伤寒这个母体内酝酿孕育的时期，王叔和只不过是这一时期的代表人物之一。今分述其演变情况如下：

继《内经》"冬伤于寒，春必病温"之说，提出伏寒变为温病，给后世医家以极大影响。"伤寒论序"说："春气温和，夏气暑热，秋气清凉，冬气凛冽，此则四时正气之序也。冬令严寒，万类深藏，君子固密，则不伤于寒，触冒之者，乃名伤寒耳。其伤于四时之气，皆能为病，以伤寒为毒者，以其最成杀厉之气也。中而即病者，名曰伤寒；不即病者，寒毒藏于肌肤，至春变为温病，至夏变为暑病，暑病者，热极重于温也。是以辛苦之人，春夏多温热病，皆由冬时触寒所致，非时行之气也。"

这一段是说冬令的严寒气候对人体的侵袭是最为厉害的致病因素，"论序"特别称它作"寒毒"，所以人要顺应自然的法则，才不会伤于寒而致病。中了寒随即发病叫伤寒，到春天才发病叫温病，到夏天发病叫暑病，这些说法大体与

《内经》的意旨相似，只是强调了热病皆伤寒之类，并肯定春夏所发的温、暑都由冬令感受寒毒所致，这是后来伏气温病的滥觞。最后又说这类病还不是传染性的疾病。

"论序"又说："凡时行者，春时应暖而复大寒，夏时应大热而反大凉，秋时应凉而反大热，冬时应寒而反大温，此非其时而有其气。是以一岁之中，长幼之病多相似者，此则时行之气也……其冬有非节之暖者名曰冬温。冬温之毒，与伤寒大异；冬温复有先后，更相重沓，亦有轻重……从立春节后，其中无暴大寒，又不冰雪，而有人壮热为病者，此属春时阳气发于冬时伏寒，变为温病。从春分以后，至秋分节前，天有暴寒者，皆为时行寒疫也。"提出时行病说并指出其具有传染性，扩展了温病的种类。若更感异气，变为他病者，当依旧坏证病而治之。若脉阴阳俱盛，重感于寒者，变为温疟。阳脉浮滑，阴脉濡弱者，更遇于风，变为风温。阳脉洪数，阴脉实大者，更遇温热，变为温毒，温毒为病最重也。阳脉濡弱，阴脉弦紧者，更遇温气，变为温疫。脉之辨证，方治如说。

很明显，所谓时行之气，就是非时之气为病，也就是后世所说的外感温病。论序指明其发病特点是"长幼多相似者"，当然具有流行传染的意义，但当时不称它为伤寒或温病，而称之为时行病。

其次，论序又把温疟、温毒、风温、温疫四种病加以叙述，并从脉象上进行了鉴别，内中以温毒更为严重。这些病在以前的医籍中虽有谈到，但未肯定它有流行传染的性质。论序中分类并列，使温病种类增多，当然是一种进步的现象，不足的是，论序对各病只重于论脉，对症状的叙述则失之太略。

《肘后方》《诸病源候论》《备急千金要方》《外台秘要》沿袭王氏之说，伤寒、天行、时行、时疫、温病名称不一，实际上都是外感热病，都具有传染病的意义。两晋隋唐时期，对伤寒温病的看法和病名极不统一，就连伤寒、时行、天行、时疫、温病各种名称都不一致，但对伏寒变温的说法，则与王叔和之说实质上是相同的。例如《肘后方》的作者葛洪，他的说法就大大的不同。他说："伤寒、时行、温疫，三名同一种耳，而源本小异。"他把冬伤于寒，或疾行力作，汗出得风冷，至夏而发的，名为伤寒，而不叫温病了。他所说的时行，也不是当时发病的时行，而是《内经》及"论序"的温病。如说："其冬月不甚寒，多暖气及西风，使入骨节缓堕受病，至春发，名为时行。"他所说的温病，也不是《内经》和论序说的冬伤寒至春发的温病，而是相当于"论序"的时行。如他说："其年岁中有厉气，兼夹鬼毒相注，名为温病。"这又相当于后来所谓的瘟疫。在葛洪的见解中，简直把伤寒、温病、时行都看成一种病，不过"源本小异"，所以他最终说："贵胜雅言，总名伤寒，世俗因号为时行。"在他看来，几种病都叫伤寒，都具有传染性。

隋代巢元方的《诸病源候论》中，分温病为十二候，其立论迄未脱离《内经》与王叔和的范围。论中载有"温病令人不相染易候"，当然是说温病是能传染的。在"温病发斑候"说："夫人冬月触冒寒毒者，至春始发病，病初在表，或已发汗吐下而表证未罢，毒气不散，故发斑疮。"又说："冬月天气温暖，人感乖戾之气。未即发病，至春又被积寒所折，毒气不得泄，至夏遇热，其春寒解，冬温毒始发出于肌肤，斑烂瘾疹如锦文也。"是说不单伤寒有伏气，连温热也有伏气；不单冬天伏寒为温病，就连冬天伏温到夏天也能发病，从而把温病的种类益发扩展了。

唐代孙思邈的《千金要方》中有治温病方十首，载有治五脏温病，每病下有阴阳毒，症状简略，很难体会为何种病。

王焘《外台秘要》温病门，载有温毒、温热病。热毒发斑，冬温和冬温发斑的症状，大体与《病源》相同。

总的说来，两晋隋唐时期的医家对温病的认识是与伤寒分不开的，但温病的种类却在伤寒领域中酝酿孕育而扩展多了。不过，王叔和在"论序"中特别强调了伏寒变温的作用，以致给后世医家以极大的影响，这一点则是学者必须要了解的。现再引张山雷、恽铁樵的论述来加以说明。

张山雷说："仲景明言：'太阳病，发热而渴，不恶寒者为温病。'又曰：'若发汗已，身灼热者，名风温。'夫既明言之太阳病，则初见之时必有恶风恶寒可知，但既热且渴，即非伤寒而为温病。仲景书中固已不啻明言温病为乍感温邪之为病，其不以伤寒久伏之变病可知。则推之热病，亦必为当时感受之热，其非伤寒久伏之变病又可知。即如《素问·热病论》曰：'今夫热病者，皆伤寒之类也。'明是同此感受时邪之病，故得以为同类……所最不可解者，自王叔和之所谓伤寒例始，乃泥煞古人'冬伤于寒，春必病温'一说，遂以热病论之病温病暑两句，改作至春变为温病，至夏变为暑病，妄加一'至'字'变'字，而病情乃与古人之旨大相背谬；且又伪造成中而即病不即病两层，欲欺尽天下后世。究竟热病论中，何尝有即病不即病之说？且岂独热病论无此明文，即仲景《伤寒论》中，又何尝有即病不即病之区别。"（《难经汇注笺正》）

恽铁樵也说："《内经》所谓'人之伤于寒也，则为病热'，原有阴阳胜复意，故云：'热极生寒，寒极生热。'"热论"篇末节'先夏至日为病温，后夏至日为病暑'，当即伤寒例所根据。但《内经》此节第一句'凡病伤寒而成温者'，即是指一切热病，并非专指冬伤于寒说。自"论序"有寒毒藏于肌肤之说，杨上善复取以注经文，有轻者夏至前发，甚者夏至后发之说，此真想当然，而不明《内经》胜复之理者……总之，无论是仲景语或叔和语，理论上讲不过去，便当怀疑。"（《伤寒论研究》）

综上所述，伏寒变温的说法，确实是始于论序，《内经》虽然有"冬伤于寒，春必病温"一类的话，但并不是如论序所说的"至春变为温病，至夏变为暑病"的意思，《伤寒论》中也没有即病不即病的区别。王叔和整理伤寒论的功绩是大的，由于他体会古人的意旨过偏一些，因而对疾病的发生发展，产生了主观片面的解释，这是不容否认的。但是，对温病种类的扩展和以脉象来做鉴别诊断这一点，王叔和还是做出了一定的贡献，所以仍不失为温病学说在孕育时期中的一个先期代表人物。

（5）朱肱采取古来名方，对热病的治法做了补充；自刘守真出，温病学说才进入萌发时期

由于时代背景和社会环境的演变，中医学到了宋代，逐渐产生了寒热两派。且在当时儒家理学思想的影响下，运气学说也极其盛行。北宋末期，政府颁布的《和剂局方》用药又偏于热燥。一般医家虽能尊崇仲景，但对《伤寒论》的方药，在治疗上常常感到不能满足，即以北宋的伤寒大家朱肱为例，就采用古时很多名方用于热病的治疗。直到刘守真出，又从理论上建立了一套"热"的概念，自创一些清凉方剂，温病学说才算进入了萌发时期。

宋以来的医家认为《伤寒论》方药过少，以之治疗温病不敷应用，实开后来刘守真创立新方的先河。朱肱在《伤寒百问·自序》中描述当时医家的风气说："世人读此书（《伤寒论》）者亦鲜，纵欲读之，亦不能解其义。况又有好用凉药者，如附子、硫黄，笑而不喜用，虽隆冬使人饮冷，如三黄丸之类；好用热药者，

如大黄、芒硝，则畏而不敢使，虽盛暑劝人灸煅，服金液丹之类。"又描述当时医家的风气说："偶有病家，曾留意方书，稍别阴阳，知其热证，则召某人，以某人善医阳病；知其冷证，则召某人，以某人善医阴病，往往随手全活。"这说明时医家病家偏寒偏热的风气是很普遍的。书后附李子建的《伤寒十劝》，第一劝说："伤寒头痛又身热，便是阳证，不可服热药。"第二劝说："伤寒不思饮食，不可服温脾药。"第八劝说："伤寒已在里，即不可轻用药发汗。"可见朱肱本人对热病的认识是很深刻的。但是，不容否认，他对温热病的见解是完全受着王叔和论序的影响，与《内经·热论》所述基本上也是一致的，在治疗上对伤寒方剂有所加减变通，采取不少古来的名方加以补充。如他在《伤寒百问》四十一条中说："夏月药性须带凉，不可太温，桂枝、麻黄、大青龙须用加减，夏至前加黄芩半两，夏至后桂枝、麻黄、大青龙加知母一两，石膏二两，或加升麻半两。盖桂枝、麻黄汤性热，地暖之处，非西北二方之比，夏日服之，必有发黄斑出之失。"他对风温的治法，则主少阴厥阴，不可发汗，而采用葳蕤汤、知母干葛汤，栝蒌根汤，对湿温的治法，主用苍术白虎汤；温毒发斑，主用化斑汤（即白虎汤加葳蕤）、黑膏方；治伤寒温病失汗瘀血，主用犀角地黄汤；时疾大热、烦闷、呻吟错语，主用黄连解毒汤等，这些方剂后世温病学家亦经常采用，也说明温热的治疗实际上不是一成不变的。

刘守真从理论上阐明"六气皆从火化"的学说，建立"热"的概念，立方主用清凉，为温病学说的启蒙人物。北宋末期，由于当时医家大多对流行的局方不满，所以多有主张自制新方以适应病情需要的，如与刘守真同时驰名的易水张洁古就说："运气不齐，古今异轨，古方新病，不相能也。"他治病就自为家法而不泥守古法。刘守真则更从理论上阐明"六气皆从火化"，对证用药，多主寒凉；他的《素问玄机原病式》就是根据《素问·至真要大论》而以五运六气盛衰胜复之理来说明各种疾病的发病原因多属于热，以图另立治疗法统。他论病常以怫热郁结为说，论治则主张开发郁结。如在《素问玄机原病式》中说："且如一切怫热郁结者，不必主以辛甘发散热药能开发也，如石膏、滑石、甘草、葱头之类寒药，皆能开发郁结，以其本热，故得寒则散也。夫辛甘热药皆能发散者，以力强开冲也，然发之不开者，病热转加也；如桂枝、麻黄辛甘热药，攻表不中病者，其热转甚也。"又说："所以能令作汗之由者，但怫热郁结，复得开通，则热争而作汗也;凡治上下中外一切怫热郁结者,法当仿此。"可见刘守真对当时医家用辛温发汗解热的办法,认为是以力强开冲,不但不能退热,相反地热势还会继续增高,但如用清凉清解之剂,怫热郁结反能开发,达到透汗解热的目的,即不能一概用辛甘发散的发汗解热套法。他说凡治上下中外一切热燥不出汗的病证,都要以怫热郁结复得开通为基点,这对温病的凉解清透一类治疗法则,已经提出了有力的启示。

他在《伤寒直格》中又说:"或云冬伏寒邪于肌肤骨肉之间,至于春变为温病,夏变为热病,秋变为湿,冬变为正伤寒者,乃冬冒其气而内生怫热,热微而不即病者,以致将来阳热变动,或有感之而成热病,非谓伏其寒而反变为热也。"这种体会显然比王叔和进步得多了,从这里可以了解到,后来温病学说的外感温热,可能即由此启悟而产生的。

在方剂上,刘氏自制有双解散、凉膈散、桂苓甘露饮、天水散等,在温病治疗上虽与后世辛凉解表法尚有距离,但与习用辛温解热的当时医家比较起来,确实为一大进步。所以,明代王节斋在《明医杂著》中,评论金元四大家时说:"仲景(按应是张从正)、东垣、河间(即守真)、丹溪四子之书,初无优劣,但各发明一义耳。仲景见《内经》载伤寒而其变迁反复之未备也,故著论立方以尽其变,后人宗之,传世既久,渐失其真,用以通治温暑内伤之证,遂致误人。故河间出而发明治温暑之法。"可见王氏已认定刘守真是温病学说的启蒙人物。

但是,必须了解,两宋金元时期的医家,对温热的治疗,虽有一定的进步和贡献,而在温热与伤寒的关系上,还是未能十分明确的。朱肱虽然采用了隋唐以来的治温方剂,和对仲景方作了一些加减变通,刘守真又发挥表里怫热郁结的理论,自创的方剂又确有疗效,但他们毕竟是为发挥伤寒立论,所以王安道说他们是为救当时医家误用麻、桂、青龙之失而立的。周禹载评论朱肱说:"如仲景书谓'太阳病,发热而渴,不恶寒者为温病',而朱肱《活人书》谓'发热恶寒,头痛身疼,为温病',已显背圣训矣。其所立方,如葳蕤汤……风火交炽,燔灼无休。"(《温热暑疫全书·自序》)评论刘守真说:"迨刘守真《伤寒直格》,于热病每多入理深谈,然混在正伤寒中,在人眼光采择,不免金屑杂于泥沙者欤?"

综上所述,朱肱对温病学说的贡献,是在治法上补充伤寒的不足,开辟了刘守真创立新方的先河,这是一方面;另一方面,自刘守真出,由于时代背景和社会环境的演变，进一步提出和阐明了清解凉泄的治法，自仲景而后没有打开的温病门径，因刘守真才又得到发扬。周禹载说他"于热病每多入理深谈"，这是完全正确的评论。

（6）王安道严格界限伤寒温病，并提出辛凉解表的治疗原则

元代王安道的《医经溯洄集》，首先把伤寒、温病二者的界限进行了严格的划分。他倡议寒温殊类，施治不得相混；温病之热自内达外，治法应该辛凉解表，这是在他以前的任何医家都没有说过的。他认为伤寒治法可以借治温暑，但不得说是专为温暑而设，仲景对温暑必另有治法，只是年代久远遗失罢了。这些论点，都是很新颖的，对后来温病学家的启发很大。如果从他对整个温病学说的贡献来看，实在不愧是一个承前启后的人物。

首先，他从病因、病名、症状三方面说明治疗伤寒、温病的标准，把伤寒、温病在初期诊断上明确地分别开来。他在《伤寒温病热病说》中指出："有病因，有病名，有病形。辨其因，正其名，察其形，三者俱当，始可以言治矣；一或未明，而曰不误于人，吾未之信也。"他对伤寒温病热病的具体划分如次：

病因方面：认为三者都是由感受寒邪而引起的，感受时间是霜降以后，春分以前。但伤寒发病在天令寒冷之时，寒邪在表，闭其腠理，病邪是从表而始。温病热病发病于天令暄热之时，怫热自内而达外，郁其腠理，无寒在表；也有先见表证而后传里的，是怫热自内达外，热郁腠理，不得外泄，还里而成可攻之证。

病名方面：认为伤寒是病因，也是病名。温病热病是以天时季节结合疾病的形证来作为病名。

症状方面：伤寒口不渴，有恶风寒外证，是表气受伤，脉象浮紧，左手脉盛或浮。温病热病，发热而渴，不恶寒。如现恶风寒，是风寒新中，表气亦伤；如无新中风寒，就没有恶风寒外证。脉象多在肌肉之分而不甚浮，右手脉盛于左手；也有左手脉盛或浮的，则是重感风寒之故。

综合以上三方面的论述来看，他对伤寒热病的鉴别是极其精确的。由于三者的病因虽同，但其发病情况不同，所以病名、症状、治法也就不可一概而论了。这些论点，虽与《内经》《难经》一致，但他是主张病的原因与病的类别要分别对待的。如在《伤寒立法考》中说："夫伤寒温暑，其类虽殊，其所受之原则不殊也。由于原之不殊，故一以伤寒而为称；由其类之殊，故施治不得以相混。以所

称而混其治，宜乎贻误后人。"他对《内经》"冬伤于寒，春必病温"的解释，也不如历来医家那样机械地认为是伏寒变温，而只是说由于冬令，身体表气受伤，体热的放散受到障碍（阳受所郁），到了外界气温升高的季节，身体内部被抑遏已久的蓄热，不得不向外发泄（其人身受郁阳亦不得不出），所以就发生温热病了，这是十分合理的论断。并且他体会所谓"必病"的意义，也很灵动而合理。如他在《四时所伤论》中说："夫洞泄也，痎疟也，咳与痿厥也，温病也，皆是因其发动之时，形证昭著，乃逆推之而知其昔日致病之原为伤风、伤暑、伤湿、伤寒耳，非是初受寒之时，能预定其今日必为此病也。"又说："《素问》之或言必或不言必者，盖不可胶为一定故也；经中每有似乎一定不易之论，而却不可以为一定不易者。"这些见解，证之临床实践，也确系如此。

由此可见，王安道对于伤寒温病热病的认识，非常注重季节气候的变迁和身体本身感受外界刺激所发生的不同变化；故必须以时令气候为主与所发生的症状联系起来，才能判断病情，确定病名，而施以不同治疗。因此，他对伤寒温热的初期诊断是非常认真的。他说："仲景曰：'太阳病，发热而渴，不恶寒者为温病。'温病如此，则知热病亦如此，是则不渴而恶寒者非温热病矣。"根据这一要领，把伤寒温病在初期诊断上明确地分别开来。

其次，他鲜明地提出温病之热是自内达外，温病不得混称伤寒，治疗上必须使用辛凉解表法，把温病学说大大向前推进一步。王安道对温病学说最大的贡献，还表现在治疗上主张使用辛凉解表的正确治疗原则。他在《医经溯洄集》中多处说明温病之热是自内达外，治疗上应该使用辛凉解表法，最鲜明的是在《伤寒温病热病说》中指出："凡温病热病若无重感，表证虽间见，而里热为多，故少有不渴者。斯时也，法当治里热为主，而解表兼之；亦有治里而表自解者。余每见世人治温热病，虽误攻其里，亦无大害，误发其表，变不可言，此足以明其热之自内达外矣。"所以，在伤寒温病初起时的治疗，最关紧要，因为温病是内热外达，一开始就不可误用辛热发散之法。他说："伤寒与温病热病，其攻里之法，若果是以寒除热，固不必求异，其发表之法，断不可不异也。"这个发表之法，就是辛凉解表法。不唯温病治法如此，就是风寒感冒，也可灵活运用。他在《伤寒立法考》中说到"用药处方，应看时令，春夏虽有恶风寒表证，其桂枝麻黄二汤终难轻用，要用辛凉解表才合宜，如果错用了，就难免发生狂躁、发斑、发黄、衄血这些坏病变证"。他评论败毒散这些方剂，是治暴感风寒用的，温热病用它来解表，不唯无效，而且有害，纵然有时生效，也是偶然的，正如同冬时伤寒病偶用辛凉解散也有时生效的一样。他指出，治疗疾病，应该掌握一定的原则，才能追求精微之理。他说："凡用药治病，其既效之后，要明其当然与偶然，能明其当然，则精微之理安有不至者乎？唯其视偶然为当然，所以循非蹈弊，莫之能悟，而病者不幸矣。"这些论述都说明王安道对温热病初起主张用辛凉解表治法，确属真知灼见。

综上论述，宋老认为王安道在温病学说上最突出的成就和影响是：划分伤寒温病的界限；阐明温病之热是自内达外；提出辛凉解表的治则。清代柳宝诒在《温热逢源》中这样说过："《溯洄集》所论，确系伏气所发，其论病情，最为确当。"无论王安道当时是否有意论及伏气，但把温病学说大大向前推进了一步，则是不容否认的事实。

（7）吴又可创立瘟疫学说，反对《内经》以来的六气病因说及王叔和的伏寒变热说，扩展了温病学说的新内容

明末吴又可以实事求是的治学精神，从临床实际出发，参证历代医学文献，根据对当时普遍流行的一类最严重的传染病的研究结果，写成《温疫论》一书。他认为这类病的致病因素既不是《内经》上所说的六气，也不是王叔和所说的非时之气的时行，而是自然界中别有一种异气（吴氏称为戾气）从人们的口鼻道感染，潜伏于患者体内半表半里的"募原"，由于潜伏的病毒内溃后的传变情况不同而有各种不同的症状出现。他观察到病毒的传变大约以九种不同的形式进行，与伤寒的感受传变情况有霄壤之别。他称这类病为温疫，又叫时疫。他认为仲景《伤寒论》是专为伤寒而设，其传变始自太阳，或传阳明，或传少阳，或三阳竟自传胃，与温疫完全不同。他认为就是仲景所说的真伤寒在当时也少了，不过是普通的风寒感冒而已，而温疫要比伤寒多十倍。所以，他在自序中特别指出："是以业医者，所记所诵，连篇累牍，俱系伤寒，及其临证，悉见温疫，求其真伤寒，百无一二。不知屠龙之艺虽成而无所施，未免指鹿为马。"他说仲景当时既为真伤寒立论，温疫又多于伤寒，仲景关于温疫的治法，必因兵火关系而湮没了，王叔和称《伤寒论》为全璧，是不可信服的。最后他在"正名"一篇中说，其实仲景说的"发热而渴，不恶寒者，为温病"就是温疫，只是被后人去

"氵"加"疒"，在文字上变移罢了，它与证变为症、利变为痢是一样的。不然的话，伤寒、温病既然脉病不同，病源各异，仲景又何必"徒立证名而无方法，反令枝节愈繁，而正意愈乱"呢？他说这是具有传染性的温疫，因为终归于得汗才解，所以燕冀一带称它作汗病，就是一般所谓风温、湿温，也是温病夹有外感的兼证，名称虽各不同，究竟还是温疫病。他认为这类温疫四时皆有，仲夏感染者多，春秋两季次之，冬季又次之；只可以时令分别病的多少，不可以时令来分别热的轻重。这些论点，都是突破了《内经》的框框而另出新意的。概括起来，他的瘟疫学说，大概可分为两个基本方面：

一是六气为天地之常气，不是温疫的致病原因，温疫的真正病因是疠气（戾气）。他一开始在《原病》中说："夫寒热温凉，为四时之常，因风雨阴晴，稍为损益；假令秋热必多晴，春寒因多雨，亦天地之常事，未必致疫也。伤寒与中暑，感天地之常气，疫者感天地之疠气。"在《伤寒例正误》中，反对王叔和的伏寒变热说最为鲜明。他说："《伤寒例》言：'冬时严寒所伤，中而即病者为伤寒，不即病者，至春变为温病，至夏变为暑病。'然风寒所伤，轻则感冒，重则伤寒。即感冒一证，风寒所伤之最轻者，尚尔头痛身痛，四肢拘急，鼻塞身重，痰嗽喘急，恶寒发热，当即为病，不能容隐；今冬时严寒所伤，非细事也，反能藏伏过时而发耶？更问何等中而即病，何等中而不即病？……况风寒所伤，未有不由肌表而入，所伤皆营卫，所感皆系风寒，一者何其蒙懵，藏而不知；一者何其灵异，感而即发，同源而异流，天壤之隔，岂无说耶？则知温疫之源，非风寒所中矣。且言寒毒藏于肌肤之间，肌为肌表，肤为皮肤之浅者，其间一毫一窍，无非营卫经行所摄之地，即感些小风寒，尚不能稽留，当即为病，何况受严寒杀厉之气，且感于皮肤最浅之处，反能容隐者耶？以此推之，必无是事矣。"他也反对王叔和的非时之气的时行病说，认为不唯四时常气不能为病，就是反常气候，也是自然界的常事，不能过于拘泥，说成是疫病的原因。他主张疫病的原因为天地间的一种戾气。所以，他在《伤寒例正误》中明确指出："夫疫者，感天地之戾气也。戾气者，非寒非暑，非暖非凉，亦非四时交错之气，乃天地间别有一种戾气，多见于兵荒之岁，间岁亦有之，但不甚耳。"

他不仅认为王叔和的伏寒变热说和时行病说不合理，甚至怀疑《素问》关于"冬伤于寒，春必病温"及"藏于精者，春不病温"的记载，他认为这都是汉人所撰而为王叔和引来顺文以述《伤寒例》的。这些崭新的论点，正说明吴又可确是中医学中了不起的革新人物。故余云岫在《余氏医述·温热发挥》中说："仲景谓春夏温热由冬时伏寒所致（按此为序例语），其妄可知；外感之温，又断无此证（按此因余氏观点不同），此必别有原因……吴又可谓之戾气，此实卓见。盖心知诸种传染病非寻常六气可以说明，而当时又无显微镜及细菌事实以资参证，不得已乃谓之戾气也。"

二是戾气的感染途径是呼吸道，潜伏的所在是半表半里的募原，以及九传内溃的描述。吴又可的瘟疫学说具体地表现在他的《杂气论》中，他认为疫病的致病原因不止一种，类型各有不同，有致病的，有不致病的，有毒力强的，有毒力弱的，人们感受了某种气，就生某种病。他说："万物各有善恶，是杂气亦有优劣也。然此气无象可见，况无声无臭，何能得睹得闻？人恶得而知？是气也，其来无时，其着无方，众人触之者，各随其气而为诸病也……为病种种，难以枚举，大约病遍于一方，延门阖户，众人相同。此时行疫气，即杂气所钟，为病各种，是知气之不一也。盖当其时，适有某气专入某脏腑经络，专发为某病，故众人之病相同。"又说："疫气者，亦杂气中之一，但有甚于他气，故为病颇重，因名之戾气。"

据此可见，吴氏当时确已体会到这些病之所以不同，主要是由于各种气的不同，也就是病原不同，这完全符合现代科学的论见。而对于戾气的感受途径和侵袭的部位，也别有新见。他在"原病"中说："疫者，感天地之厉气，在岁运有多少，在方隅有轻重，在四时有盛衰。此气之来，无老少强弱，触之者即病口邪自口鼻而入，则其所客，内不在脏腑，外不在经络，舍于伏膂之内，去表不远，附近于胃，乃表里之分界，是为半表半里，即《内经疟论》所谓横连募原者也。""邪之着人，有自天受之，有传染受之，所感虽殊，传染则一。凡人口鼻之气，通乎天气，本气充实，邪不能入，经云：'邪之所凑，其气必虚。'因本气亏虚，外邪因而乘之……若其年疫气充斥，不论强弱，正气稍衰者，触之即病，则不拘于此矣。"

可以了解，吴氏当时不但体会到病毒的传入途径是人们的口鼻道，而且还了解病毒的流行有时间性、季节性和地区性的不同，以及直接传染和间接传染等情况。吴又可对温疫发病症状和传变途径的叙述也是非常细致的。如他在《温疫初起》中说："温疫初起，先憎寒而后发热，嗣后但热而不憎寒也。初得之二三日，其脉不浮不沉而数，昼夜发热，日晡益甚，头疼身痛……此邪浮越于经，不可认为伤寒表证。"又在"辨明伤寒时疫"中说："时疫之邪，始则匿于募原，根深蒂固，发时与营卫交并，客邪经出之营卫，未有不被其伤者。因其伤，故名曰溃，然不溃则不能传，不传邪不能出，邪不出而病不瘳。"他论述温疫的传变有九种途径和类型，在"统论疫有九传治法"中说："夫疫之传有九，然亦不出乎表里之间而已矣。所谓九传者，病人各得其一，非谓一病而有九传也。盖温疫之气，邪自口鼻而感人，于募原伏而未发，不知不觉；已发之后，渐加发热，脉洪而数，此众所同，宜达原饮疏之。继而邪气一离募原，察其传变……有但表而不里者，有但里而不表者，有表而再表者，有里而再里者，有表里分传者，有表里分传而再分传者，有表胜于里者，有里胜于表者，有先表而后里者，有先里而后表者，凡此九传，其病则一。医者不知九传之法，不知邪之所在，如盲者之不任杖，耳聋之听宫商，无音可求，无路可适，未免当汗不汗，当下不下，或颠倒误用，或寻枝摘叶，但治其证，不治其邪，同归于误一也。"

　　所以说吴氏对于温疫证候传变的各种情况，以及不同的主证和变证，都是观察得非常深刻的。后来杨栗山的《寒温条辨》，就是根据吴氏的学说而加以发挥；戴北山的《广温疫论》，又于千头万绪的证候中，将表证及近于表者和里证及近于里者，划分为表里两大类来进行叙述，使温病学说在证候学的记载方面，能够有极为翔实而珍贵的经验留下来，可以说都是取法于吴氏的。

　　综合可知，吴又可创立的瘟疫学说，对中医学的贡献是很大的。他主要提出了六气以外的一种可以传染的病原，且口鼻为传染的途径，并指出了病毒传变的情况，从而给温病学说扩展了新的内容。而戾气、杂气这些崭新的发现，又最能说明急性传染病的病因和性质。所以有人说叶天士的《温热论》在骨子里很有可能受到吴氏学说的影响。后来吴鞠通著《温病条辨》把温疫也包括进去，显然也是沿承、吸收了吴又可的学术思想；虽然遭到少数人的讥议，但从温病学说的历史发展来看，则是十分自然而又合乎情理的。

　　（8）叶天士创立温病卫气营血的辨证纲领，吴鞠通提出温病三焦分治学说，温病学说形成完整独立的理论和治疗体系，进入成熟时期

　　温病学说到了明清时期才逐渐趋于成熟。清初喻嘉言、张石顽、周禹载三家

在中医学各方面均有一定成就，特别是对温热、暑疫各种热性病在理论上和治疗上都起到了先驱的作用。如喻嘉言采取《伤寒论·平脉法》中一段论述，演为《温疫论》一篇，专论疫邪侵入的门户和传变治法，主分三焦逐秽解毒，为叶天士、吴鞠通的三焦学说奠定了基石；张石顽分别伤寒自气分传入血分，温病由血分发出气分的说法，为叶天士卫、气、营、血学说的借鉴；周禹载著的《温热暑疫全书》，旁搜博采，摘取《内经》和仲景有关温热的理论及明代张凤逵、吴又可两氏论暑论疫的见解，叶天士《温热论》中取法尤多。这些都说明了温疫学说在叶天士以前，已经具备了一定的规模，只是尚未建立一套完整的学说体系罢了。

由于叶天士吸收了中医学的精华，又能密切联系临床实践，在温热病的诊断和治疗方面，形成了独立的体系，温病学说才算进入成熟时期。他在理论上建立了温病证候的发展规律，治疗上总结了前人行之有效的方药，从古方中脱化出一套完整的疗法，既不背古，又不拘今。在他的《临证指南医案》中，包含有很多关于各科治疗的特殊见解，特别是在温病治疗方面，创立了不少有效的治法，后来吴鞠通依据他的方法，加上前人的学说和自己的见解，完成了一部系统的著作——《温病条辨》，可以说是叶氏学说的具体化。这些有实用价值的疗法，一直为后来中医界所沿用，如今以之治疗各种热性病，仍然具有很高的疗效。叶氏的《温热论》是门人顾景文根据其口述而记录的，后为王孟英收入《温热经纬》中，改名为《外感温热篇》；其《幼科要略》据说是叶氏自作，《温热经纬》改名为《三时伏气外感》。所以，研究叶氏的学说，主要应了解《温病条辨》及《温热经纬》二书的内容。宋老认为，叶氏对温病学说的贡献，主要有以下四点：

第一，创立卫、气、营、血学说，用以阐明温病传变的浅深轻重程度及发病过程。叶氏说："大凡看法，卫之后，方言气；营之后，方言血。在卫汗之可也，到气才可清气，入营犹可透热转气，如犀角、元参、羚羊等物；入血就恐耗血动血，直须凉血散血，如生地、丹皮、阿胶、赤芍等物。否则前后不循缓急之法，虑其动手便错，反致慌张矣。"（《温热论》）

章虚谷注云："仲景辨六经证治，于一经中皆有表里浅深之分，温邪虽与伤寒不同，其始皆由营卫，故先生于营卫中又分气血之浅深，精细极矣。凡温病初感，发热而微恶寒者，邪在卫分；不恶寒而恶热，小便色黄，已入气分矣；若脉数舌绛，邪入营分；若舌深绛，烦扰不寐，或夜有谵语，已入血分矣。邪在卫分汗之，宜辛凉清解；清气热不可寒滞，使邪不外达而内闭，则病重矣，故虽入营，犹可开达转出气分而解。倘不如此细辨施治，动手便错矣。故先生为传仲景之道脉，迥非诸家立言之所能及也。"

据此，可以了解，叶氏卫、气、营、血学说，是从临床实践出发，用以说明温邪传变的浅深轻重程度及发病过程。它同伤寒六经学说的辨证规律一样，都是用以解释疾病证候演变的医学术语。它与后来吴鞠通的以三焦划分发病阶段有着同等重要的诊断价值。

第二，认识到呼吸系统传染病和脑症状及斑疹的重要性。叶氏在《温热论》开篇就提出"温邪上受，首先犯肺，逆传心包"的十二字纲领。

叶氏认为温邪感人，是由上焦侵入的，特别是呼吸道。《临证指南医案·风温》中说："近日风温上受……肺受热灼。""温热"门说："此口鼻吸入温邪，先干乎肺。""吸受温邪，鼻通肺络，逆传心包络中，震动君主。""疫"门中说："口鼻吸入秽浊，自肺气渐入心包络。""暑"门中说："热邪内迫，气分阻闭，当治肺经，倘逆传膻中，必致昏厥。"据此，叶氏已经了解到有关呼吸系统的一些传染性热病，确系事实，所以有人说叶氏这个纲领是专门说的肺系温病。但叶氏《温热论》又说："盖伤寒之邪，留恋在表，然后化热入里；温邪则热变最速，未传心包，邪尚在肺，肺主气，其合皮毛，故云在表。"由此可知，叶氏"温邪上受，首先犯肺"一语，实际上包括了上焦气分和太阳肤表两个部分，并不完全是以鼻肺为限，因为肺合皮毛而主表，故呼吸系统与肤表任何一方受病，都是有密切关联的。温病是如此，伤寒也是如此，所以这十二个字，的确是能够概括一切外感温病的纲领。叶氏又说："肺位最高，邪必先伤，此手太阴气分先病，失治则入手厥阴心包络，血分亦伤。"叶氏意中认为是"逆传心包"，实际上是因高热持续引起的脑症状。他所说的"血分亦伤"，是从实践中体会出来的经验，实在值得珍视。

由于叶氏对卫、气、营、血所反映的症状观察非常细致，因而在温病外发斑疹、白㾦方面，也有很多发现。他不仅指出其有气分、血分的区别，还说明了斑疹、白㾦的色泽、大小、晦明、虚实和预后等情况。如他说："斑色紫而小点者，心包热也；点大而紫，胃中热也。黑斑而光亮者，热胜毒盛，虽属不治，若其人气血充者，或依法治之，尚可救。若黑而晦者必死。若黑而隐隐，四旁赤色，火郁内伏，大用清凉透发，间有转红或可救者。若夹斑带疹，皆是邪之不一，各随其部而泄。然斑属血者恒多，疹属气者不少。斑疹皆是邪气外露之象，发出宜神情清爽，为外解里和之意；如斑疹出而昏者，正不胜邪，内陷为患，或胃津内涸之故。"（《温热论》）

他还指出，外现斑疹、白㾦，要配合其他症状才能做出诊断。如："斑色红者属胃热，紫者热极，黑者胃烂；然必看外证所合，方可断之。"类似记载在《临证指南医案》中还可以看到很多，这些都足以说明叶氏对温病发斑疹的重要性的精确认识。

第三，辨舌验齿的精确诊断，足补《伤寒论》之所未备。《伤寒论》叙述六经病脉证治法，虽有时说到舌苔，但不很多，在诊断上往往不为学者所注意。叶氏指出，看舌苔所起的变化，结合卫、气、营、血的发病情况，来测知温病的传变，甚至辨别生死吉凶，都是精确的。关于舌、苔、齿、龈各方面，既要分辨绛红或淡荣的舌质，黄、白、灰、黑各种不同的苔色，又要看干、燥、滑、腻的差异，并且还配合其他各种症状来决定病情，以为处方用药的依据，这都说明叶氏临床经验的丰富，足以补《伤寒论》的不足。

第四，治疗方面的成就，丰富了温病的治疗学内容。在治疗方面，叶氏吸取了前人的宝贵经验，与自己的临床心得结合起来并加以融合，善于运用仲景的治法，而又能不拘一格，恰到好处。如他在"论气分病变"中说："再论气分有不传血分，而邪留三焦，亦如伤寒中少阳病也；彼则和解表里之半，此则分消上下之势，随证变法……犹冀其有战汗之门户，转疟之机括。"这就是从《伤寒论》少阳病治法中脱化出来的。此外，如"渗湿于热下，驱风于热外"，"救阴不在血，而在津与汗；通阳不在温，而在利小便"，这些治疗要诀，都是叶氏临床实践的结晶，绝不是轻易提出来的。至于驱遣方药，尤为灵活，如主张不早投血药滋腻以及用药要具轻清流动之品等，都是非常精妙的。有人说叶派喜用果子药延误病人，这是不善学习的缘故，不足为叶氏病。吴锡璜说："历代以来，若河间之《原病式》，杨栗山之《寒温条辨》，吴又可《醒医六书》，戴天章《广瘟疫论》，皆能就伤寒、温热之病症不同处，剖析精详，而用药治法，非升散，即苦寒，犹非面面圆到。叶天士先生出，于温热病治法，具有慧舌灵心。章虚谷、邵步青、王士

雄、吴坤安、吴鞠通、林羲桐辈皆宗之，治效历历可纪。"(《中西温热串解》)

据此，可以了解，叶氏对温病的治疗能够建立独立体系，实在不是偶然的。

继叶天士之后，吴鞠通、王孟英继起，温病学说从理论到治疗各方面，继续得到深入和广阔的发展。吴鞠通的《温病条辨》是叶氏学说的具体化。他将各种温病分属上中下三焦，并以三焦结合脏腑，确定温病的病程病位，把各种温病概括分为三个阶段叙述，内容上逐条解释，可以看出温病的发生发展过程；以温热、湿温为温病两大纲，最为简捷扼要，且不脱离辨证论治的体系；不拘执新感伏气的成见，注重时令季节等外在环境条件和体内因素的统一性；将瘟疫列入温病范围，意味着温病有传染性；整理叶天士医案的经验治法，总结制订出一些重要方剂，既有实效，又便记忆。

由于《温病条辨》具备了以上几个特点，所以它成为温病学说系统化的专著，虽然现在看来，还存在着不足的地方，但吴鞠通对中医学的继承与发扬，特别是对温病学说的形成与光大，还是有着不可磨灭的功绩。王孟英在清代成名较晚，他的《温热经纬》一书，体例完全不同于吴氏的《温病条辨》，但都是继叶天士之后温病学说的最大发展。他根据叶天士论温的观点加以笺注发挥，以《内经》和仲景的学说为经，以叶天士、薛生白、陈平伯、余师愚诸家的学说为纬，用客观的方法排比罗列，汇集各家注释，择善而从，最后附以自己的见解，温病学说到此可谓集其大成了。归纳王孟英的医学思想，他认为温病学说渊源于《内经》、仲景，前人对温热病本已有了很精辟的理论，后人就应该把这些学说组织在一起来研究，不要割断历史，主观片面地对待学术问题。他在自序中曾说："读者先将温暑湿热诸病名，了然于胸中，然后博览群书，庶不为所眩惑。"可见他的治学态度是很严谨的，也采用了最客观、最现实、最全面的研究方法。我们学习温病学应该分别深入学习吴、王两家的著作，充分地继承和吸收中医学这份宝贵遗产。

从以上宋老关于热病学发展源流的阐述，我们可以得出这样的结论：温病学是在《内经》有关热性病论述和《伤寒论》的基础上，经过历代医家的充实修正，不断发展和完善起来的。温病与伤寒在开始阶段，都着眼于热性病的研究，但由于当时气候或者时代思想的影响，温病始终在伤寒的护翼下得不到有效的发展。直至金元以后，温病学才逐步挣脱伤寒的束缚，走上了独立发展的道路。但都不能脱离二者研究目标的一致性，即热性病的研究。所以，基于以上几点，宋老认为，伤寒学派和温病学派，都是从不同的方面，运用不同的辨证理论和方法，对外感热病进行分析、认识和治疗。尽管在内容上有详于此而略于彼，在治疗上有长于彼而短于此的差异，但在本质上则没有根本的不同，更无所谓互相对立的问题。在其早期阶段，主要统一和反映于伤寒学说之中，而以《伤寒论》为代表，在后期阶段，则主要反映在温病学之中，而以温病学的有关著作为其代表。事实上，温病学说正是《伤寒论》的进一步发展和补充，使中医对于外感热病的认识和防治，更趋全面、深刻和系统化，二者实际上确实是互为补充、互相联系的。就今日临床实际来说，这两种学说的理论、辨证和治法，在外感热病的临床上，都有所运用，都有肯定的疗效，都仍然具有强大的生命力和值得继续加以发扬、探索的必要。因此，为了更好地继承与发扬中医学宝贵遗产，进一步提高中医对外感热病的认识和治疗水平，就应当抛开以前那种学术上的门户之见，而在进一步深入研究、发掘伤寒和温病学说的基础上，将二者融会贯通，兼采其长，有机结合，加以整理和发展，把这种人为的分裂和对立融合与统一起来。同时积极采用现代科学包括现代医学的知识和方法，吸收现代研究的最新成果，从理论到临床做到真正的中西医结合，把中医学治疗传染病的理论从各方面进一步加以发扬光大，使之更为完善和系统化，并在此基础上创立伤寒与温病统一的、崭新的外感热病学这一新兴学科，这不仅是必要的，而且是完全可能的，这也是时代赋予我们的光荣职责和使命。

### 2. 卫气营血与三焦

在叶天士创立卫气营血辨证以前，医家主要以《伤寒论》的六经辨证指导临床治疗。而温病大家叶天士却认为温病辨营卫气血与伤寒类同，但治法与伤寒绝不相同，如他所说："辨营卫气血虽与伤寒同，若论治法则与伤寒大异也。"如此说法，岂不矛盾？因为中医讲究理、法、方、药一线贯穿。辨证相同，治法大异，岂不咄咄怪事！而且伤寒是外感热病，温病也是外感热病，仲景《伤寒论》以六经归纳外感热病的六个阶段，为什么叶氏舍弃已被历来医家使用的六经辨证不用，而另外创立一套卫气营血辨证纲领呢？原因只有一个，六经辨证并不完全适用于温病的辨证。对此，宋老认为叶天士所谓"辨营卫气血虽与伤寒同"是指表里浅深层次相同，不是指辨证规律相同。

　　《伤寒论·辨太阳病脉证并治》说："病常自汗出者，此为营气和，营气和者外不谐，以卫气不共营气谐和故尔。"又说："太阳病，发热汗出者，此为营弱卫强，故使汗出，欲救邪风者，宜桂枝汤。"引述这两节经文，已足够说明《伤寒论》所说营卫，并非用来作为辨证的纲领，只是用来说明由于外邪侵犯人体，构成人体太阳病的道理。所谓太阳主一身之大表，为一身之藩篱，也就是营卫主宰着人体最外的生理防御反应的能力，如果人体体表的营卫失调，就可以发生和出现太阳病。仲景在这里运用营卫一词只是用以说明引起表证中的病理机转及其发生的征象，正如清代尤在泾说："仲景卫强营弱之说，不过发明所以发热汗出之故。"而温病学说中所说的营卫，则是指主一身表里内外之气血而言，而不单指表证中的病理变化，它是以《内经》营卫气血的概念来标示温邪侵袭人体之后的传变规律，这是二者在运用营卫这个词语在概念和方法上根本不同的地方。章虚谷所著《伤寒论本旨·申义》中说："六经浅深之层次，内通三焦上下之部位，表里皆有径路。如上焦心肺主营卫，中焦脾胃主肌肉，下焦肝肾主筋骨。是故邪伤太阳，内通心肺之部，必分风寒营卫，辨别脉证明晰，治之方无错误，及至阳明，即无营卫之分。"

　　这就说明，《伤寒论》的太阳病，病邪由皮毛而入，是卫分先病，病邪入里必然要伤及营分，营卫内通心肺，本是生理上正常的道理，故曰"邪伤太阳，内通心肺之部"。这就应该分辨是被何种属性的病邪所伤，以及所伤部位是营是卫、是浅是深。要从脉证上辨别清楚，然后治疗才无错误。如果是风寒所伤，表现为无汗发热的表实证，仲景用麻黄汤由营通卫以发汗解表；如为有汗发热的表虚证，则用桂枝汤由卫和营以止汗解肌。可见仲景处理太阳病是先从营卫表里细分层次。至于伤寒传入阳明，就只分经腑，不分营卫了。另如由新感引动的伏气温病，热自里发，固然要先解散新邪，后继清里热，这是正法；但也有里热深重，继有表邪，临床上每有表里双解或里热清而表证自解的，这些方面都是二者在表证的辨证治疗上不尽相同之处。正是由于这种辨证规律上的不同，所以叶氏强调指出："若论治法，则与伤寒大异。"

　　仲景《伤寒论》以六经归纳疾病的证候，包括八纲辨证的运用。为后世诊疗外感热病的典范。后世医家演绎六经的意义，认为以之治疗"外感内伤，无乎不包"，都可以推广运用。而叶氏却另辟蹊径，不用仲景，而自创卫气营血辨证，这是为何呢?

　　宋老认为,温病属外感热病,自亦不能脱离《伤寒论》所提出的辨证准则,但是历代医家通过反复观察和临床实践,认识到有一类外感热病,病情变化极快,几乎很难从六经分辨证型,如果依照三阳表证和三阴里证的辨证方法治疗,往往变证百出,造成贻误,并且这一类疾病的性质,因与伤寒的受病原因截然相反,所以证候的出现就与伤寒六经的规律不能完全适合。譬如温病最多伏气,当其发病开始,热势充斥表里三焦,昏迷谵妄、泻利黏垢、唇焦舌卷、斑疹、抽搐、吐衄等证,一时并作,纵有六经形证,亦难划分清楚。如外感温病初起的传变次第,也较伤寒迅速,至其后期的变化,在性质上更无共同之点。因此,清代医家如叶天士、吴鞠通等,另用卫气营血和三焦学说,作为温病辨证纲领,以辨别病情的浅深轻重,而确定治疗方法,这也是对客观存在的事实经过反复观察和实践检验而总结出的规律和结论。

　　如叶氏在《温热论》中明白指出:"盖伤寒之邪,留恋在表,然后化热入里,温邪则热变最速……其病有类伤寒,其验之之法,伤寒多有变证,温热虽久在一经不移,以此为辨。"(章本作"而少传变为辨",较妥)按叶氏此处的意见,分三节说明:①温为阳邪,先伤肺卫,化热最速,传变极快,易逆传心包。②寒为阴邪,侵袭人体,多留恋在表,其发热是阳郁不伸之故,必待寒邪化热之后,才能入里,其最初一段恶寒时期较长。③伤寒入里,多有传变(章氏有手足经传之说);温病热变迅速,起始就呈发热入里,后多高热不退,故传变较少。通过以上三点,叶氏认为,无论风温、湿温两类温病的热象都与伤寒截然不同。在证象和治疗上总括来说:①伤寒为感受风寒之邪所致的外感热病,初起即显寒性证象,表寒证候的过程较长,化热之后,进入阳明经才出现高热、烦热、口渴等热性征象;及至传入三阴,正气衰微,多寒化证。②温病为感受温热之邪所致的外感热病,初起热性证象就非常显著,纵有微恶寒的表证,也极易消失,病势的发展,由低热转向高热,并一直持续到进入气分和营分这一阶段,其间或正气战胜邪气(如战汗)而得痊愈,或有转疟的机会而热势趋于涣散,或正气不支、精气衰败而致死亡。在病变过程中虽然化热迅速,但化热后则热势不易发生剧烈的变化,即所谓"温热虽久,在一经不移",湿温尤为显著,而不似风寒感受,由表逐渐入里,六经证候有明显的辨识。

总之，伤寒初起，表寒证候特别显著，历时较长，化热入里较慢，末期传变，多现三阴虚寒证。外感温热，一般初起热势即由低热转向高热，伏气温病一开始即显表里高热的证象，热势无剧烈变化，末期传变多现肝肾阴液亏损的虚热证。故温病在发展期内，始终以高热炽亢为其特征，而与伤寒六经的病机传变规律和证候表现有明显的不同，这就是叶氏不采用六经辨证而用有概括性的卫气营血辨证的理由所在。

如此看来，叶氏不采用仲景六经辨证思想辨治温病确有道理，因为卫气营血辨证能够准确地反映温病的发病、传变和转归过程。那具体在临床上该如何使用卫气营血辨证的思想呢？

宋老认为，证候是机体失去正常生理功能时所表现出来的一系列症状的综合，即证候包括多种症状和体征。证候的产生，既是病理的反应，必然和机体内部如经络脏腑气血等有一定的联系，故而通过证候的分析，就可以进一步了解疾病的本质，掌握其传变的规律，从而做出恰当的治疗。

（1）卫分证候

以微恶寒、发热为主症，伴有或渴或不渴、头痛、咳嗽、无汗或少汗、倦怠等症，脉搏浮数，苔多薄白。这是温病初起的表证，相当于伤寒初起的太阳经病。此期受病有两个机转：

1）由卫及肺：由于温邪初犯人体，必先侵及肺经，肺合皮毛而亦主表，故必见卫分受病的主证。章虚谷《温热论》注说："温邪上受，首先犯肺者，由卫分而入肺经也。"卫气游行于皮肤肌腠之间，职司开合，为人体之外藩，所以温邪上犯肺经，可以通过体表的卫气受病而后及于肺经。

2）直接犯肺：因温邪从口鼻而入，鼻通于肺，故可以直接犯肺。其症状则偏重上焦肺经，全身症状不甚明显。不过病邪既已侵入于肺，肺又主气，卫分既病则气分亦同时受到波及，此时除有轻微表证以外，必有白薄苔、咳嗽、重则喘促、胸膺背痛等肺气受病的证象。

温邪犯肺，因肺合皮毛，所以说属于卫分表证，治法仍须解表，而解表须用辛凉之剂，一切辛温燥烈的药物均应忌用。不过叶天士在《温热论》中又从鼻塞、鼻干等外窍的润燥方面，联系病人体质，对这一阶段又分出两个证候类型。他说："在表初用辛凉轻剂，夹风则加入薄荷、牛蒡之属，夹湿加芦根、滑石之流，或透风于热外，或渗湿于热下，不与热相搏，势必孤矣。"这就提出卫分表证有纯热无湿的风温证型和温邪兼湿的湿温证型之不同，治法上也有一定的区别。

（2）气分证候

不恶寒而恶热，小便色黄，是温邪进入气分的主症。此期热象已非常明显，与伤寒阳明病大体相似。其他如口渴苔黄等里热征象，亦多兼见。此时表证已罢，里热最为亢盛，故病邪已深入一层。热邪侵犯全身的气机，因而引动在里的阳气，并力于外，以驱逐外邪，邪热既炽（邪气盛），阳气亦愈积愈厚（正气亦盛），正邪相争相持，内外俱热，形成温病过程中邪正交争、热势亢盛的局面。

舌苔乃津气布结所成。热入气分，肺气不宣，胃津受灼，故舌苔必起变化，苔黄正是肺胃气分热邪熏灼的表现。由于里热炽盛，消灼胃中津液，因而饮水求救，故此期须注意补充水分及运用甘凉滋液之品，如五汁饮、增液汤等。

温邪在气分，除必有之全身症状可凭以外，又因病人体质关系及感邪轻重等情况不同，各种局部症状亦可出现，虽不完全具备气分病的主症，但审其既无表证，亦未有营血证候出现时，即应考虑为气分病变。根据叶氏《温热论》所述，这一阶段的病理机转和传变方式有下列几种：

1）留连气分：即病邪始终在气分留连，可望战汗透邪，热达腠开，邪从汗出而解，这是一般温病的良好转归。汗后热退，全身肤冷，历时有到一昼夜的，只要脉象和缓，虽倦卧不语，正气即易恢复；如脉躁急，烦扰大汗，全身体温骤然降低，则是正气将脱的表现，急当回阳固摄。

2）不传血分，留连三焦：三焦为化气行水之司，主升降出入，游行上下，排决水道，总领五脏六腑内外上下左右之气，按之六经，则属少阳半表半里部位，故在肺之邪不解，多顺势下行三焦。温邪留连于此，既不顺传胃腑，亦不逆传心包，必然显现寒热往来之证，与伤寒少阳病的外证相似。若三焦之邪失于分消，内结胸膈，邪扰气逆，可以出现呕吐、懊𢙐、痞满、腹胀等症。这是邪留三焦、湿热痰饮阻塞胸腹的局部症状，叶氏主用分消走泄之法，如杏仁、厚朴、茯苓或温胆汤之类，以疏利三焦气机，气机通达，可望化疟或战汗而解，趋向良好转归。

3）里结胃肠：三焦包罗脏腑，病邪不从外解，则入胃尤易；气分之热下行，胃津干燥，势必连及于肠。邪热稽留肠胃，煎熬津液，与食物渣滓搏结，则为结粪不下。如兼湿热凝滞，则大便黑如胶漆而不干结，此时须用下法，但与伤寒下法不同，当轻法频下，以大便干结无湿为度。

4）内陷入营：病邪在气分不解，必将进入营分。邪在气分，尚有外出之机，如与辛凉散风而风热不解，甘淡驱湿而湿热未去，酝酿郁遏，势必内传而陷入营分。如从风温传入的，舌必无苔或有苔亦薄；如从湿温传入的，必有浊腻之苔而多痰垢。但既入营分，舌苔必见绛色，即当按营分病治疗。

（3）营分证候

脉数舌绛，为邪入营分的主症。气分之邪不解，病人津气虚亏，热邪乘机内陷，则舌质必绛，口反不渴，或渴不多饮，心神不安，夜甚无寐，或斑疹隐现。因营为水谷之精微所化，内注于脉，以灌溉脏腑，营养全身，而营气又通于心，心主神明，故热邪入营，营气即失其运营常度，神明亦受波及而心神不安。温邪在气分则口渴而饮水自救，及其入营入血，口反不渴，或虽渴亦不多饮。对此，吴鞠通认为："邪热入营，蒸腾营气上升，故不渴，不可疑不渴非温病也。"温病出现上述证候，即为邪入营分，其为病比气分更深一层。此一阶段又可有下列几种机转。

1）由气传营：温邪在气分，用辛凉散风或甘淡祛湿，而病仍不解，是渐将入营，如舌质显深红绛色，即为入营确据，当从病邪性质分析其夹风、夹湿情况分别施治。如邪初入营而气分之邪未尽的，绛舌中必兼见黄白之苔，又当治以泄卫透营之法，以望转出气分而解。

2）逆传心包：病人如胃无浊结，平素又心阴虚而多痰，或感邪深重，温邪即可不经气分，而由卫直接入营，即叶氏所称的"内陷心包"（营血俱病）。此时神明受到严重扰乱，故显神昏谵妄、舌謇肢厥等症。舌为心苗，心主血脉，邪热闭塞血络，舌根失于濡养而转动不灵，故显舌謇语涩；脉络因热邪而闭塞不通，营气不充于四末，故四肢厥冷。病邪至此，已入险境。

3）暑邪直犯心营：暑为天之热气，元气亏虚之体，暑邪即可直犯心营，闭塞心窍，昏迷而厥。治当与中络同法，先用紫雪丹清透开窍，待神苏以后，再继用清凉涤暑药物。

（4）血分证候

舌色深绛或紫晦，烦扰不寐，或夜有谵语，为已入血分的主证。此一阶段有两种机转：

1）热深动血：形瘦夜热，斑疹、出血，甚则发狂，是邪在血分的征象，其他症状与营分证相同。因血分为营分深层，故较营分病为重。营病尚未致动血，故不显紫晦舌色。营病心神不安，神志尚未昏迷，血病则神昏谵语，如见鬼状。营病外症只见斑点隐现，血病则斑疹外露，热甚血燥，各部分均有出血可能。

2）肝肾阴伤：热邪深入血分，必伤肝肾的真阴，平素阴亏之体，每多风阳上越等证，所以温邪深入下焦，燔灼真阴，即可导致肝失所养，筋失濡润；如见舌黑齿干、手指蠕动的证候，即当防其痉厥动风。肾为藏精之脏，热耗肾阴，阴火内炽，肾水不能上济，则耳聋咽痛；肾阴亏损，失其作强的作用，蓄泄无权，则遗泄失精，两足浮肿，均为热病后遗之坏证。

据此可见，温邪侵入人体不同层次，各有不同的病变。卫主表，归纳温病表热的证候；气主里，归纳气热炽盛、表里俱热、伤耗津气的证候。营、血尤为最里、最深，营分归纳热邪内陷、心神病变初期；血分归纳热深动血、血燥阴伤等末期证候。卫分病一般最轻，气分病较重而又复杂，营分病既深而险，血分病最深最重。但临床所见四个层次的病变，不一定单独出现，而多数在发病之后，卫分、气分证同时并见，或者气营俱病，或者气血两燔，尤其是营分病已涉及血分病证，血分病又必有营分病证，此即所谓同病兼现的混合证型。如果掌握上述基本规律，即掌握了温病的一般共性，再根据临床分类辨出各个不同温病的特性，从而辨证治疗，即能左右逢源，操纵自如。

吴鞠通，堪称对叶氏思想学而优者。他钻研叶案数十载，结合前贤著作，著成《温病条辨》一书。在该书中他完善了一种新的辨证方法，即三焦辨证。他在《温病条辨·凡例》中说："卷一为上焦篇，凡一切温病之属上焦者系之；卷二为中焦篇，凡温病之属中焦者系之；卷三为下焦篇，凡温病之属下焦者系之。"从而将温病的发展分为三个阶段，即上焦为温病的初始阶段，包括手太阴肺和手厥阴心包证候；以中焦为温邪亢盛阶段，包括足阳明胃及足太阴脾证候；下焦为温病后期伤阴阶段，包括足少阴肾及足厥阴肝证候。并且论述了温病的三焦传变规律，即"温病由口鼻而入，自上而下，鼻气通于肺，口气通于胃，肺病逆传则为心包。上焦病不治，则传中焦，胃与脾也；中焦病不治，即传下焦，肝与肾也；始上焦，终下焦。"三焦辨证和叶氏卫气营血辨证比较，其优势在于脏腑定位准确。因为中药的使用，一条很重要的原则就是脏腑经络归属明确，如黄连、黄芩均为苦寒之品，但黄连多归心经，而黄芩以肺和肝经为主，如果按卫气营血辨证思想，芩、连苦寒清泄，均可用在气分热盛的治疗，但在具体使用时就需要区分气分热盛在何脏腑以分别使用。缺点也很致命，在于不能有效地反映温病的发生、发展和传变过程。按照三焦辨证的思想，温病是始于上焦，终于下焦。而问题恰在这里，手厥阴心包证候能够算温病初始证候吗？如果按照叶氏卫气营血辨证的思想，手厥阴心包证属于营血分的证候，如叶氏云："温邪上受，首先犯肺，逆传心包……平素心虚有痰，外邪一陷，内络就闭。"而出现神志昏狂、谵语、舌绛等证，而营血分属于温病的终末期。针对于此，叶霖说："于营卫气血，全不细辨，却界限三焦，不知人身之经络通贯，岂容胶柱鼓瑟，致有顾此失彼之诮。"当然，这只是外感证候，若参及伏气温病、暑湿等，就会发现三焦辨证难以反映温病的发展和传变规律，正如王孟英批评吴氏说："夫温热究三焦者，非谓病必上焦始，而渐及于中下也。伏气自内而发，则病起于下者有之……湿瘟疫毒，病起于中者有之；暑邪夹湿者，亦犯中焦。"（《温病条辨·上焦》）

那该如何认识吴鞠通的三焦辨证呢？是完全弃之不用，或者还可以旧瓶装新酒，重新"废物"利用？宋老选择了后者。他认为："叶氏的卫气营血辨证系借用《内经》中生理的名词来归纳与生理有关的病理变化所反映出来的证候，它既代表着每一证候的单个性质，也表示出疾病发展过程中浅深轻重的阶段，同时，由于卫气营血这个概念又可以指示出各个阶段中的治疗方向，因此，叶氏这个归纳辨证的方法，实在是概括了温病辨证和施治规律的完整性。而吴氏的三焦分治，由于能够具体指出病变部位和疾病的三个时期，已为医家临床上所常用，也有其一定的实用价值。如果把这两种方法配合运用，对临证时的帮助就会更大。"而具体如何配合使用呢？宋老采用了"方证对应"的方法来处理这个问题，如下所示：

（1）温病初期

为温病初起，病变在手太阴肺，是温病在上焦卫分的表证阶段，以及从卫分转入气分的过程。

本期治疗原则，"在卫汗之可也"。温病以邪从外出为顺，内传为逆。所以，邪在卫分治应发汗，使邪从外达。须到气分才可以清气热，不见气分症状便不可使用清气药物，以免攻伐太过，导邪深入。

上焦温病治法举例：温病初起，有发热、恶寒、无汗或汗少等表证，应予辛凉之剂，宣散发汗，透邪外出。因肺合皮毛主表，故宜开泄腠理，宣通肺气。肺位最高，又主清肃而司全身治节，用药宜取轻清之品，药重则过病所（指药的性味说，不是指药的分量）。例方：①银翘散；②桑菊饮。吴氏以前者为辛凉平剂，后者为辛凉轻剂。

1）银翘散证：是用辛以疏表、凉以清热之药组成的方剂，以开泄卫分，达到发汗透邪的目的。新感温病邪在卫分，固然须用此法，即使伏气温病兼有新感引发，亦应于清里药中先一步用辛凉解表法，以解散新邪，然后才直清里热，但也可解表清里同时并用。如温邪在卫分而恶寒已罢，虽有表热证而汗出多者运用银翘散，方中辛味发汗药物应适当去除。对于素体阴虚的病人，则当慎用本方。

2）桑菊饮证：是用辛甘化风、辛凉微苦之药组成的方剂，以清热宣肺为目的。它与银翘散偏于开卫疏表的作用不同。两方主治虽然同属上焦卫分温病，但银翘散证属肺卫温邪，较重于桑菊饮证，其发表透汗、清热解毒之力均较桑菊饮为强，故称辛凉平剂。

上焦卫分温病逐渐向气分营分传变转移，或有其他兼证时，则方药应随同证候的变化而变化，俾能适合病情而不致贻误治疗时机。

方药的加减法举例：

银翘散加减法：胸膈满闷者，加藿香、郁金；口渴甚者，加天花粉；衄者，去荆芥、豆豉，加茅根、侧柏炭、栀子炭；咳者，加杏仁；小便短少黄赤者，加知母、黄芩、栀子。

原方不能统治诸病，故须随证加减，而加减必须针对证象，化裁须有法度。如胸膈满闷为内有痰湿停滞，故用藿香芳香化湿，郁金消痰快膈；渴甚为风热内迫，胃津受灼，故加天花粉生津清热，培养汗源，以为解热的基础；热邪伤及血络则致衄，故去豆豉、荆芥之辛散发汗，而加茅根、栀子、侧柏炭，以凉血、清热；项肿咽痛为风热之毒上壅，故加马勃清降解毒，元参以凉润滋液，则在上部之火毒自然消散，本病兼病，均可同时解除。

桑菊饮加减法：气粗似喘，燥在气分者，加石膏、知母；舌绛，暮热甚躁，邪初入营者，加元参、犀角（水牛角代）；在血分者，去薄荷、芦根，加麦冬、细生地黄、玉竹、牡丹皮；肺热甚者，加黄芩；渴者，加天花粉。

原方主治为身不甚热、微渴而咳的卫分温病，是属肺卫温邪轻微而津伤未甚之证，仍属于新感温病。其治疗重点偏于宣肺，故以咳嗽为主，而不以发汗为目的。如果肺卫病机转移，或因伏邪为新感触发，继发里证，即当随证加减，如方后所说"一、三日不解"，见有气分证出现，则加石膏、知母，以清气热；见有营分证，则加犀角（水牛角代）、元参，以清营透邪；见有血分证，则加生地黄、牡丹皮、麦冬、玉竹等，以滋阴凉血。

其他如栀豉汤、麻杏石甘汤、凉膈散等，均为温病由卫分转入气分过程的适当方剂，临证时当据病证转移传变情况酌情运用。

（2）温病中期

为温病的里证，病变在足阳明胃经和足太阴脾经，是温病已由上焦卫分转入中焦气分的阶段，以及从气分渐次转入营分的过程。

本期治疗原则："到气才可清气，入营犹可透热转气。"温病在卫分不解，转入气分，可见大热、烦渴、脉洪、大汗出、面赤、舌黄等阳明里热证象和脾胃湿热交阻的证候。

中焦温病治法举例：中焦温病有已入气分证和渐入营分证两种不同情况。

1）已入气分证：已入气分证，又有兼湿不兼湿、里结胃肠和邪留三焦等区别。

气分热炽证：例方：白虎汤、白虎加人参汤、白虎加苍术汤。

白虎汤证：温病自上焦卫分传入中焦气分，气分热炽，呈现汗出、身热、烦渴而喘、脉洪大有力的白虎汤证。本方解气分之热、清热保津之力最强，因较银翘散解热之力为重，故吴氏称之为辛凉重剂。

白虎加人参汤证：中焦气分温病，呈现白虎汤证，但脉象洪大而虚者，为热盛气液受伤之证，宜用白虎加人参汤，以兼顾气液。

白虎加苍术汤证：中焦气分温病，呈现白虎汤证而兼身重胸痞、脉洪大而长者，为阳明热盛兼太阴湿聚证，宜用白虎加苍术汤，以清热燥湿。

气分热炽里结胃肠证：又可分纯实、兼虚、湿滞三种情况。

里实证：温邪在三焦气分不从外解，亦不内传营血，必致里结胃肠，热邪与肠中渣滓相搏而成可攻之证，症见潮热、胸闷、腹满、大便秘、脉实、苔黄起刺等。宜分别根据所现症状，用苦辛咸寒通降法以通畅阳明腑气，而解气分之热邪。

例方：大承气汤、小承气汤、调胃承气汤、宣白承气汤、导赤承气汤、牛黄承气汤等。

里结兼虚证：中焦气分温病，里结胃肠而偏于阴亏液涸之半虚半实证，不可单纯施用承气汤。治当遵照《温病条辨》兼虚证下法处理。

例方：增液汤、增液承气汤、护胃承气汤、新加黄龙汤等。

里结湿滞证：中焦气分热邪与太阴湿邪相搏，里结胃肠，亦当使用下法，但不能用承气峻下。因湿热凝滞肠道，蕴蒸熏灼，大便黑如胶漆，并不干结，如以苦寒重剂攻下，则胶结之邪仍不能去而徒伤正气，当用轻法频下之法，以大便干硬为湿邪已尽的表现。

例方：小陷胸汤，枳实导滞汤等。

小陷胸汤证：湿热痞结中脘，腹部按之痛或痞胀，舌苔黄浊，治用小陷胸汤之苦泄以开气分无形之湿热。

枳实导滞汤证：湿热阻滞胃肠，与肠中糟粕结聚不散，胸腹按之灼手，热不得退，便如紫酱，溏而不爽，舌苔厚腻有根，治宜枳实导滞汤反复使用，以苔净热退为度。

兼夹湿邪痰饮羁留气分证：温邪有既不从外解，亦不里结胃肠，又不内传营分，始终羁留气分的；湿温初起，有一开始就现少阳、三焦症状者，都是由于夹有湿邪，或素有痰饮停聚，所以呈现寒热往来的热象和胸胁满闷、小便不利的外证。治宜使用分消走泄之法，以疏利气机，荡涤痰饮，分利湿热，如温胆汤、蒿芩清胆汤之类，使邪与汗解，或转战汗，或化疟而解。

例方：温胆汤，蒿芩清胆汤等。

2）渐入营分证：是温邪在气分阶段，用辛凉散风或甘淡祛湿之法而病仍不解，邪由气分进入营分，而尚未完全脱离气分的证候。

例方：清营汤去黄连，玉女煎去牛膝加玄参方等。

清营汤去黄连证：由于温邪初传入营，气分之邪未解，故寸脉大；邪热混入营阴之中，故舌绛而干；营气蒸腾上升自救，故口反不渴；营气受到气分热邪熏灼，故可出现斑疹、心烦不寐等症。治宜清营汤去黄连以透热转气。

玉女煎去牛膝加元参方证：温邪已入营分，而气分之邪未退，斑出而热犹不解，形成气营两燔之象，此时热邪已伤及营血，胃津大受威胁，治当甘寒生津以两散气营之热邪而保胃中津液。若肾阴素亏之体，阴液不能上潮，则又须加入咸寒之品，如元参、阿胶、龟板之类，以壮真阴而制邪火。但清营方药多阴柔滋腻，凡病在气分未入营分时不可早用，以免滋腻留邪。

（3）温病末期

为温邪久留不解，下焦真阴欲竭的阶段，病在肾和肝，也是温病由中焦气分转为营分、血分的阶段。

本期治疗原则："入血就恐耗血动血，直须凉血散血。"同时根据病情变化，在清营凉血的同时，配合运用清心开窍、镇痉息风与养阴填精等治疗方药。

下焦温病治法举例：

1）热闭心包证：例方：牛黄丸、至宝丹、紫雪丹等。

温邪入营全部出现营分症状，治疗当以清营泄热为主，已如前述。但若温邪由卫分不经气分即内陷入营分（如逆传心包），或初起即直接内犯手厥阴（如暑厥），呈现热闭心包之证，又当使用芳香开窍、重镇解痉药物，以牛黄清心丸、至宝丹、紫雪丹等为代表方剂。运用这类方剂，必须严格区别掌握，如热邪尚未完全陷入心包，不可过早使用，并宜配合凉血清心之品，如清宫汤等，效力方著。以上三方，吴氏以牛黄丸最凉，至宝丹稍次，紫雪丹又次之。但由于陷入之病邪性质不同，故用药上亦有所差异。从风温陷入者用至宝丹，湿热陷入者用牛黄丸，暑邪直犯心包者用紫雪丹。

2）热深动血证。例方：犀角地黄汤等。

温邪久稽不解，营阴大损，热邪侵及血分深层；或温邪虽在气分，阴分尚未大伤，但因热盛血燥，舌质显深绛紫晦之色，血液被劫而致出血（吐血、衄血等），热郁血滞而致血蓄血瘀（如血结胸、热入血室等）。此时病久体虚，热邪复炽，治宜凉血养阴解毒，如犀角地黄汤，切忌用苦燥劫阴之品。如舌色紫晦，胸中窒痛，出现如忘如狂等症，此为瘀热相搏，当于方中加用散血通络药物。

3）阴伤血耗证：温邪羁留不解，传入血分深层，阴液必然大伤，阴伤血耗，热邪复炽，故动风痉厥不止。此期病人，气阴已极度衰竭，而温邪仍继续深入，故急宜扶正祛邪以防液涸神昏、发痉发厥为关键。吴氏《温病条辨》中所载，即系温邪已由中焦气分转入营分、血分，也就是温病到了后期的病变，实际已包括手足少阴厥阴的证候，如有"口干舌燥，齿黑唇裂"的足少阴症状，有"痉厥瘛疭，手指蠕动"的足厥阴症状，有"舌短、舌强，神昏烦躁"的手厥阴症状，有"心中震震，脉结代或脉两至。四肢逆冷，脉象细促，心中澹澹大动，脉气虚弱，时时欲脱"的手少阴症状等。这些证象出现后，如不急施存阴退热的治疗，必将引起危重的后果。

例方：羚角钩藤汤、黄连阿胶汤、加减复脉汤、救逆汤、三甲复脉汤等。

羚角钩藤汤证：温热经久不解，劫液动风，手足瘛疭，此为风火引动肝风之实证。风热之邪深入，痉厥一开始发生，即可用本方以息风镇痉，泄热和阴；如兼有心包证者，可兼服牛黄、至宝、紫雪之属。

黄连阿胶汤证：温热经久不解，少阴真阴欲竭，舌黑而干，为津枯火炽的实证，当与黄连阿胶汤以补肾阴而泻壮火。但邪少虚多者，则不宜使用本方。

加减复脉汤证：温邪经久不解，热邪劫伤肝肾真阴，呈现脉虚大，手足心热甚于手足背者，此时舌绛而干，或齿黑唇裂，神倦欲眠，或耳聋精脱，均宜采用加减复脉汤以急复阴精，缓则难于挽救。

救逆汤证：温病误表，津液被劫，心中震震，舌强神昏，宜与复脉汤法复其津液，舌上津回则生。汗自出，中无所主者，当用救逆汤。

按救逆汤的组合，即于加减复脉汤内去麻仁，加龙骨、生牡蛎，煎如复脉法；脉虚大欲散者，加人参。故救逆汤证即加减复脉汤证之阴伤更甚者。加人参一味，因为亡阳在即，有阴阳两救之意。与加减复脉汤比较，有进一步急救虚脱的意义。若既见亡阳证出现，又当用参附汤以先行回阳固脱，待阳回之后再议填阴。

三甲复脉汤证：热邪深伏，厥甚发痉，舌干齿黑，心中悸动，脉沉细数促，甚至心中发痛，已是肝肾阴液大虚、发生痉厥的极危症状。此虽发于心火肝风，实由于精血衰竭，故在加减复脉汤的基础上，再加三甲以填精养血、育阴潜阳为治。若邪热并炽，神昏舌短，兼见烦躁，则先与牛黄、紫雪开窍搜邪，再进本方为宜。

以上就是宋老对于温病卫气营血辨证和三焦辨证的认识，虽然三焦辨证存在缺陷，但宋老立足临床实际，认为卫气营血辨证和三焦辨证可以相互配合使用，把三焦辨证中脏腑归属的思想运用到卫气营血辨证中去，从而使卫气营血辨证更加切近临床，易于被学习和掌握。其实，不管是温病，还是伤寒，都不能完全割裂开来看，二者的研究对象皆是外感热病学，只是侧重点不同，伤寒与温病更要在共建外感热病学这一平台上携手合作，共谋未来，正如吴鞠通所说："《伤寒论》六经，由表入里，由浅及深，须横看；《本论》论三焦，由上及下，亦由浅入深，须纵看；与《伤寒论》为对待文字，有一纵一横之妙，学者诚能合二书而细心体察，自无难识之证，虽不及内伤，而万病诊法，实不出此一纵一横之外。"而这也是宋老一贯秉持的主张。

### 3. 温病与温疫

从文字表面来看，温病是以发热为主要证候的疾病的统称，以其是否夹湿又分为温热类温病和湿热类温病；而温疫似乎指温热性质的传染病，因为《说文解字》释"疫"为"民皆病也"。就是这个"温"字，也有写成"瘟"的，那到底是"温疫"还是"瘟疫"呢？事实上，在古代，"温"同"瘟"，与疫字相合，都指急性传染病。如吴又可说："后人去氵加疒为瘟，即温也……不可因易其文，以温瘟为两病。"也就是说，温疫是急性传染病的统称。那"寒疫"呢？《伤寒例》载有温疫和寒疫的区别，寒疫实指非时之气的伤寒，如夏月表受风寒即可称为寒疫，与温疫这种传染性疾病大相径庭。如此看来，温病着眼于疾病的寒温属性，而温疫着眼于疾病是否具有传染性，二者并不矛盾。那同有一个"温"字，二者之间有什么关系呢？

有医家主张温病、温疫绝不相同，如雷少逸、郑重光、李炳等。雷少逸在《时病论·温瘟不同论》中说："温者，温热也；瘟者，瘟疫也，其音同，而其病实不同……温热本四时之常气，瘟疫乃天地之戾气。"并且提出："温病之书，不能治瘟疫，瘟疫之书，不能治温病。"郑重光在《瘟疫论补注》中说："其实温热与疫，各异证也。夫温病得之冬不藏精，时疫得之疠气，一责少阴，一责三焦，病机治法，风马牛不相及。"另一早于雷氏的李炳，在《辨疫琐言》中，对吴氏的《温疫论》评论得更为全面。他说："仲景云：'发热而渴，不恶寒者为温病。'亢阳内发，故发热而渴，邪非外来，故不恶寒；与瘟疫之从口鼻而入者，大相悬绝。此等温病，治惟滋阴壮水为主，若概作瘟疫治之，吾知其不死于温病，而必死于瘟疫矣。"

有的医家认为温病和温疫实为一病，如吴又可、杨栗山等。杨栗山在《伤寒瘟疫条辨》中说："夫温者热之始，热者温之终，故夏曰热病，而春曰温病也。因其恶厉，故名为疫疠。"

那到底该如何认识这个问题呢？宋老通过文献研究认为："以叶天士为代表的温病学家，在吴又可瘟疫论说的影响下，瘟疫的大部分疾病已经被包括在温病学范围之内，并且也证明是完全可以运用温病的辨证方法及其治疗原则来加以辨证治疗的。"

宋老认为，叶天士在《温热论》初始就说："温邪上受，首先犯肺。""三焦不得从外解，必致成里结，里结于何？在阳明胃与肠也，亦须用下法。""若舌白如粉而滑，四边色紫绛者，温疫病初入募原，未归胃腑，急急透解，莫待传陷而入为险恶之症。""若舌上苔如腻者，胃中宿滞夹浊秽郁伏，当急急开泄。否则，闭结中焦，不能从募原达出矣。"他在《临证指南医案》中也常使用口鼻、募原、中道这些词句。如"温热"门说："口鼻吸入热秽，肺先受邪……其邪由中道而及于募原。""暑"门说："秽热由清窍入，直犯募原。"温热门说："口鼻受寒暄不正之气，过募原，扰胃。""湿"门说："秽湿邪由募原，分布三焦，脘腹胀闷……正气散法。"可见叶天士的温病治疗体系早已把吴又可的瘟疫学说吸收进去，并且加以融合了。叶著中论斑疹、论战汗、论胃中宿滞夹秽浊伏邪，以及论各种下法，都在吴氏论温疫传变的基础上有所发挥，这是值得注意的；特别是叶氏以卫气营血的辨证规律来认识温邪浅深轻重程度的发展变化，证明瘟疫也可以适用温病的治疗原则。

吴鞠通是师承叶天士的，他在《温病条辨》中直接指明："温病由口鼻而入，鼻气通于肺，口气通于胃。"在分类方面，九种温病中已包括了温疫；治疗方面，在上焦温病篇，风温、温热、温疫、温毒、冬温，五种同法。他论中焦阳明温病说："阳明如市，胃为十二经之海，诸病未有不过此者。"而吴又可则说："伤寒时疫，皆能传胃，至是同归于一，故用承气汤辈导邪而出。要知伤寒时疫，始异终同。""胃为十二经之海，十二经都会于胃，故胃气能敷布于十二经之中，而营养百骸，毫发之间，弥所不贯。"从这一些论点看来，两氏对温瘟的见解，确有很多相同的地方。后来王孟英著《温热经纬》，更有"仲景疫病篇"和"余师愚疫病篇"的搜集注释，其基本精神可以说都是承袭叶氏而来的。近人吴锡璜在《中西温热串解》中论雷少逸说："少逸此论，苦心分明，殊为精凿，然其谓温热之书，不能治瘟疫，瘟疫之书，不能治温病，则言之太过也……故谓瘟疫与伤寒太阳病之证治不同则可，谓温病之书不能治疗瘟疫则未可。况叶香岩之《外感温病》，其诊舌各法，无论温热瘟疫，俱可准此施治；戴麟郊之《广瘟疫论》以之诊伏气温热，辨证大略相同；王士雄精于温病，以治温病大法，释注《余师愚疫病》，细及毫芒，由此观之，温病书何尝不可以治瘟疫哉？"这是很恰当的论断。

综上所述，说明瘟疫就是古代所称的疫病。王叔和分为温疫、寒疫两种，是狭义瘟疫；吴又可专论温疫，是广义瘟疫；无论狭义和广义瘟疫，都同是具有传染性和流行性的多种热病。如从《温疫论》中所述的症状、脉象、舌苔来看，温病学家认为是属于兼夹暑湿秽浊的伏气温病之类的疾病，它所采用的治法不适合体质虚弱的病人，温病学家用芳香开泄的药品是可以治疗的。根据叶天士、吴鞠通、王孟英三家的医学论著来分析观察，温病的治疗体系中已经融入了吴又可瘟疫学说的一些内容，由于这些因素不断地为温病家所吸收融化，就更加丰富了温病的治疗内容。所以温病和温疫可以相互参考论治，以进一步发展中医对于传染病的认知。

### 4. 温热与湿热

学科的发展总是向精细化的方向延伸，温病也不例外。明清以来，温病学插上了腾飞的翅膀，发展迅猛，势头喜人，各种新的观点和认识纷至沓来，如吴又可的戾气说、叶天士的卫气营血学说、吴鞠通的三焦温病学说等。且伴随出现了大量的病名，如清代吴鞠通《温病条辨》已提出九种温病（疟、痢、疸、痹还在其外），雷丰《时病论》中所列温热病证更达40余种之多，其他一些医家又将疫喉、麻疹、痄腮、痢疾、霍乱、肝炎等病，也归属于温病范畴，使其范围愈趋广泛，种类益加繁多。又如同一性质的温病，仅仅由于发病季节的不同，就分成风温、春温、冬温、暑温和伏暑的不同病名；同一种温病，由于病程阶段、病情程度和证候表现不同，而分为中暑、伤暑、暑风、暑咳、暑瘵、暑厥、阴暑、阳暑等不同名称；同一种温病，由于病情缓急轻重与发病规模的不同，却给以温热、温疫的不同命名等。事实上，许多不同病症的温病，无论在病机演变、临床表现和治法上，都有共同的规律性。而产生这种现象的原因就是没有形成医家公认的病名分类原则。

对此，以前的医家做了不少探索。如清代叶天士在其《温热论》中，明确提出温病有"夹风""夹湿"的不同，病机有"风热""湿热"的区别，治法上更提出"辛凉散风、甘淡驱湿"，"夹风则加入薄荷、牛蒡之属，夹湿加芦根、滑石之流，或透风于热外，或渗湿于热下"，"如从风热陷入者，用犀角、竹叶之属，如从湿热陷入者，用犀角、花露之品"等不同治法和方药。论中处处以"风温"和"湿温"对比分析和相较立论，并于多处强调指出"温邪"和"湿温"的致病与辨证特点，提出"分消走泄""泄湿透热""轻法频下"以及"通阳利小便"等湿温病的独特治法，实首开温热、湿热两类温病分类论治之先河。吴鞠通虽列九种温病，然在具体辨证论治上，则以风温、温热、温疫、温毒和冬温为一类（即温热病类），而以暑温、伏暑和湿温为另一类（即湿热病类）。在"凡例"中更提出："温病之不兼湿者，忌刚喜柔；温病之兼湿者，忌柔喜刚"的用药特点，说明虽"将暑温、湿热并收入温热论内，然治法不能尽与温病相同"，且在温热病类的证治条文中，多处明确提出暑温、湿温等"不在此例"。汪廷珍评价《温病条辨》时说："温热、湿热，为本书两大纲。"可谓深得其旨。其后，山阴娄杰在《温病指南》中，依据吴氏《温病条辨》删繁就简，参以其他温病专著和自己的见解，明确提出把温病划分为风温、湿温两大类别，并以之概括所有温病而辨列证治。他认为温病名目虽繁，而究其治法，只需细审温邪之兼湿与否，及温、湿二邪孰多孰少，以为用药之差别。因此，娄氏以温邪之不兼湿者统归为风温类，温邪之兼湿者统归于湿热类而归类证治。还说："叶氏《温热论》，薛氏《温热赘言》（按即《湿热病》），皆以风、湿对待立论，故仿之。"娄氏的上述见解和分类方法，确是极有见地。近世何廉臣氏又提出湿火、燥火的分类名称，其名虽异，其义实同。这种依据感受病邪性质和临床表现形式的不同，而将温病分为温热、湿热两大类别的分类方法，从病因性质上反映了不同的疾病本质和矛盾的主要方面，从疾病的病机传变和临床表现上反映和概括了不同的演变规律和治疗特点，获得了大多数医家的认可，近代以来的分类均从此法，如学院教材的编写也都是以是否夹湿分为湿热和温热两大类。宋老十分认可将温病以其夹湿与否分为温热和湿热两大类的分类原则，并且结合诸家论述，参以己意，详加阐述了这两类温病的致病特点、病机传变和治疗原则，条理清晰，论述谨严，如下所列：

（1）温热类温病

1）致病特点：本类温病，在性质上属于纯热无湿，即"温邪之不兼湿者"。所谓不兼湿，主要是指致病因素与病机传变两方面的特点而言，包括风热病邪、燥热病邪和温毒、暑热等不兼湿邪的致病因子，亦即属于阳邪。在病机和证候表现上，则是一派纯热无湿、邪热炽盛的燥热征象，古代医家以风热（叶天士）、燥热（陈伯平）、风温（娄杰）等概括之。但在发病过程中，由于病者体质和内在因素（如痰饮、水湿等）或误治的影响，有时也可出现一些夹痰、夹湿的表现，但它既非引起疾病的主要因素，又非疾病的主要病机，更不是自始至终存在和影响疾病的全过程，仅出现于疾病某一阶段或某一证候中，故不能视为湿热病。依据上述特点归纳，本类温病即包括了风温、春温、秋燥、温毒、温热、暑燥疫和暑热（即暑温之偏于热者）等多种温病，而以风温为典型代表。在发病季节上，四时皆有，而以冬春为多。在感受途径上，或经体表袭入，或从口鼻吸入，而以后者为主。

2）病机传变：温热类温病，初起邪犯肺卫，病在卫分，"得从外解，则不传矣"。如未能外解，病邪继续发展，迅即向三焦的不同部位及其所属脏腑和卫气营血的不同层次渐次传变，而以肺胃为病变中心。人身之中，胃为卫之本。所以，陈平伯说："风温外搏，肺胃内应；风温内袭，肺胃受病，肺胃为温邪必犯之地。"其传变途径与方式，有顺传、逆传两种：自表入里，由卫入气以至入营入血，由上焦气分以至中下二焦者为顺传；自卫入营和由肺内陷心包者为逆传。王孟英则概括为"邪从气分下行为顺，邪入营分内陷为逆"。认为"肺胃大肠一气相通，温热究三焦者，以此一脏二腑为最要。肺开窍于鼻，吸入之邪，先犯于肺，肺经不解，则传于胃，谓之顺传。不独由脏入腑为顺，而自上及中，顺流而下，其顺也，有不待言者"，"若不下传于胃，而内陷于心包络，不但以脏传脏，其邪由气分入营，更进一层矣，故曰逆传也"。此外，亦有感邪较重，或素体阴亏，致病邪深入，起病即在气、在营，甚则迳从血分发出者。不过在本类温病病机传变的全过程中，唯以前述之顺传为主要途径而多见，是言其常（即温病学中所谓新感温病）；后者乃属特殊情况，是言其变（即温病学中所谓伏气温病）。总之，只要掌握了它们的共同性，其他方面的演变情况也就可以迎刃而解了。

此外，伤阴劫液是本类温病演变的另一特点。由于热邪不燥胃津，必耗肾液，严重时往往造成营阴亏损和肝肾阴精耗竭，以及阴虚动风甚至气阴两竭的局面。因此，本类温病的病机又是以热盛和伤阴以及二者的消长状况为核心内容的。若邪热盛于气分，可有肺胃热炽、阳明热盛与里结腑实等证；津液伤残时，则有肺胃津伤、燥渴便干，甚至热结液干而致便结不解。如邪热内陷营血，可有营热炽盛、气营（血）两燔、发斑发疹，甚至心神内闭或内闭外脱的热极实证；如营阴亏耗、肝肾阴液消灼者，则有虚风内动、化源衰竭，甚至气随血脱和阴阳离决的虚热证或虚实交错的险象。

3）治疗原则：根据前述病因病机特点，本类温病的治疗原则，正如陈平伯氏所述，以泄热和阴（即撤热保津）为主，再依据三焦和卫气营血的浅深层次，病变波及的脏腑部位，顺传、逆传的不同情况而分别施治。大体首用辛凉清肃上焦，使邪从外解；继用清气泄热，或苦寒直折，苦寒攻下，泻火解毒，但多以苦寒、甘寒合用为主，而不宜纯恃苦寒。至邪入营血，则以清营凉血为主，或气营（血）两清，或清心开窍，或凉肝息风，甚则凉血散血，清热化瘀。这就是叶氏所说的在卫汗之，到气清气，入营透热转气，入血凉血散血的治疗法则和步骤。而在整个治疗过程中，又应时刻注意顾护阴液，或用甘寒生津、咸寒养液之品配入治疗方药中，或选用滋阴潜镇乃至益气救阴的治法以挽脱救逆。治法上忌用辛温解表和消导发散，以免化燥劫阴，并不宜早用苦泄，以免凉遏冰伏之弊。总之，治疗外感热病的主要精神在于逐邪外出为顺，纵邪内陷为逆，邪热盛以撤热为主，阴液虚又当以救阴为重，而撤热即所以救阴，养阴又有助于撤热，急撤其热，阴始可保，所以陈平伯于风温病治法中提出"泄热和阴"一语，实为治疗温热类温病的不移之论。

（2）湿热类温病

1）致病特点：湿热类温病亦名湿温类温病（娄杰）或湿火（何廉臣），凡温病之兼湿者皆属之。其病因和病机特点是感受湿热病邪或湿邪久伏化热而致病。在临床上表现为既有热炽，又有湿郁的征象，而以湿热郁蒸为主要表现。由于热为阳邪、清邪，湿为阴邪、浊邪，其性氤氲黏腻，故病势较缓而多缠绵难愈。依据上述病因、病机和临床特点，湿温、暑湿和暑温、伏暑之偏湿者以及疫证之属于湿热者皆属于这一类别，而以湿温（或称湿热）为典型代表。所以，吴鞠通说："暑兼湿热……偏于暑之湿者为湿温，湿温者，长夏初秋，湿中生热，即暑病之偏于湿者也。"在病因发病方面，又与时令季节和人体内在因素有密切关系，于雨湿较盛之季和素体湿热较重或内湿素盛之体，多易感受致病。故薛生白说："太阴内伤，湿饮停聚，客邪再至，内外相引，故病湿热。"本类温病多发于长夏初秋、暑热亢盛、雨湿较多的季节，因其时天暑下逼，地湿上腾，暑湿交蒸，人处此气交之中，即易感受致病。但在其他季节，只要存在这种致病因素和条件，亦可酿发致病。所以，吴鞠通有"长夏深秋冬日同法"之说。娄杰在《温病指南》中对此叙述得更为详尽，他说："按湿热合邪之证，凡热多于湿者，皆可以暑温之法治之；湿多于热，皆可以湿温之法治之。不必拘四时，皆为湿温，治法弗同。"本类温病在感受途径上，也有自口鼻而入和肌表感受两种，而以前者为主。由于脾运不健，内湿素盛，外感暑湿熏蒸之气，必自口鼻而入，直趋中道，始虽外受，而终归脾胃。至从肌表感受者，则多为风寒所夹，郁遏卫阳而成表湿之证，治亦较易。所以，薛生白认为"从表伤者，十之一二，由口鼻入者，十之八九"。此外，本类温病与前述温热类温病本身即包括疫病在内，喻嘉言、张石顽等曾明确指出："湿温一症，即藏疫疠在内，一人受之为湿温，一方受之为疫疠。"这与"一人受之谓之温，一方受之谓之疫"的说法，具有相同意义。

　　2）病机传变：本类温病以湿热之邪蕴蒸阳明、太阴二经，郁阻三焦气机为主要病机，而以中焦脾胃为病变中心。初起可有湿遏卫阳或湿热郁伤手太阴肺经气机之表证，但终则湿热相搏转入阳明太阴为病。因胃为水谷之海，太阴为湿土之脏，水流湿而火就燥，湿轻热重，则归阳明，热少湿多，则归太阴；故湿热之邪，始虽外受，终归脾胃，而以郁阻中焦气机为主。至其演变转化，则依人体阴阳盛衰和中气虚实强弱的不同，而有热化和湿化之异。章虚谷说："外邪伤人，必随人身之气而变……今以暑湿所合之邪，故人身阳气旺，即随火化而归阳明；阳气虚，即随湿化而归太阴也。"凡人体阳气素旺而中气实者，病变多从热化，而成热重于湿之证，主在阳明胃；阳气不足而中气虚弱，或先有太阴内伤者，病变多从湿化而成湿重于热之证，主在太阴脾。故薛生白又说："湿热病属阳明太阴经者居多。中气实则病在阳明，中气虚则病在太阴。"

　　湿热郁于二经，必有二经的证候出现，《湿热病》提纲中指出："始恶寒，后但热不寒，汗出，胸痞，舌白（或黄），口渴不引饮。"薛氏在自注中指出："病在二经之表者，多兼少阳三焦；病在二经之里者，每兼厥阴风木。"这是薛氏从六经辨证来解释本类温病的病机传变，而以二经出现的证候为之提纲。如从叶氏卫气营血划分阶段来认识，即是说本类温病是以气分为主，其他传变都是以此为契机的。如湿闭表阳可以出现卫分证（恶寒、身痛即是卫分证），湿热之邪渐入于胃出现之少阳三焦证，以及湿热酿夹秽浊，未归胃腑而出现郁阻膜原之证（寒热如疟，胸胁满闷，干呕口苦和舌苔白如积粉而滑，四边舌绛等半表半里证），这些证候，从阳明、太阴来说，即为二经的表证。不过这时的表证无论为卫分证或卫、气分证同时出现，均历时不久，随即出现二经的主证。如湿热在气分（即阳明、太阴）久留不解，可出现湿多、热多两种证型：湿多热少，或湿热俱多者，即可传里而内伤营血，则壮热烦渴、耳聋、干呕、昏妄、痉、厥、上下各部出血的证候都可出现，此即薛氏自注中所说的"每兼厥阴风木"了。因此，可以看出，薛氏虽从六经形证来解释本类温病的病机传变，实际上与叶氏从卫气营血来划分一般温病的阶段，以及吴鞠通从上、中、下三焦所属脏腑部位来认识本类温病的病机传变都是一致的。

此外，由于湿为阴邪，如在湿重热轻或湿热留连日久之际，亦可郁伤人体阳气，尤以素体阳虚者为甚，因之在发病过程中和病程后期，往往可有阳气衰微，神气衰惫，甚至亡阳证的出现，这是本类温病的又一特点。

3）治疗原则：根据病机特点，本类温病的治疗当以湿热分解、宣畅气机为主要治则，因为"热得湿而愈炽，湿得热而愈横。湿热两分，其病轻而缓；湿热两合，其病重而速。"所以，湿热分解，就成为本类温病总的治疗方针，也就是叶氏所说的"或渗湿于热下，不与热相搏，势必孤矣"的治则。薛氏在自注中指出："湿热之邪，不自表而入，故无表里可分，但未尝无三焦可辨。"所以在具体治法上又当从三焦分治，如湿蒙上焦应以宣气化湿为主，轻开上焦肺气，以"肺主一身之气，气化则湿亦化也"，用药选轻清流动之品，以宣通上焦气机；湿伏中焦，宜用辛开、芳化以开泄中焦气分；湿流下焦，宜淡渗分消以通太阴之阳。由于湿热郁蒸主要在中焦气分，所以分解中焦气分湿热又为治疗本类温病的关键所在。具体治法应根据湿热偏盛的不同情况以施治疗，如湿重于热（即湿多证）者治以芳香为主，用药应较为苦温香燥（如《温病条辨》加减正气散）；热重于湿（即热多证）者，可用苦寒泄热与芳化香燥之药同用，以达辛开、苦泄、燥湿、清温的作用（如黄连与半夏、干姜、枳实、厚朴同用等）；湿温平等者，清热化湿两解之；湿热俱盛，则清热燥湿可同时并用。至于甘淡渗湿如芦根、滑石之流，则与上述诸法配合运用者为多。其他如湿热留连三焦，用分消走泄之法以分消上下之势；如湿遏热伏，出现白苔绛底而热不易解者，则先用辛开之品，以开湿透热，再用苦降、甘凉以透热于外，则湿开热透，舌苔转润，而热亦易解了。如有兼证，各随兼证治疗。总之，湿热类温病，必以湿热分解为主。如湿热化燥、化火，内陷营血，深入肝肾，则属邪已离气入营入血阶段，其病机与温热类基本相同，故治疗方药亦可以参考化裁。此外，应当指出，本类温病既要严守汗、下、滋三禁，但又要圆机活法，不为三禁束缚，如能细审诸家治法，灵活掌握运用，那就有得心应手之妙了。

至于湿邪伤阳的，一般不宜采用温阳药或甘温益气的治法，常用苦温运化或芳化淡渗，以通达气机，使湿邪一去而被困郁的阳气得以通达宣畅，此即所谓"通阳不在温而在利小便"的道理。但在湿盛阳微之体，或过投清凉之品，出现阳虚欲脱的情况下，亦可使用参附汤之类以回阳固脱；至疾病后期及病后调理中，如有阳气匮乏的情况，亦可使用益气温阳的治疗方药，这是不同于温热类温病的又一特点。汪廷珍说："病后调理，温热当以滋阴为法（甘凉或佐甘酸），湿温当以扶阳为法（甘温或佐辛甘），不可错误。""寒湿，湿温，病后化燥，有当用凉润者，可以隅反。"都是极有见地的总结。

温病不夹湿邪，治疗以泄热和阴为主。兼夹湿邪，因湿为阴邪，热为阳邪，所以湿热类温病属于"半阴半阳"之病，寒之则湿不解，热之则热更炽，治疗颇为棘手。所以温病是否夹湿在具体的辨证、治疗上有很大的不同。而将二者有效地区分是治疗的重要前提。所以后世医家都比较一致地尊崇吴鞠通的分类思想。这在温病学向精细化方向发展上具有里程碑式的意义。宋老立足临床实际，对这种分类法感触颇深，他意味深长地说："我在多年的温病教学和临证工作中，一直采用这一分类辨治方法，深感有所裨益。"所以，应当珍视古人的智慧，沿着这条路继续向前发展。

### 5. 新感与伏气

温病分为新感温病和伏气温病。事实上，古代医家认识伏气温病要早于新感温病。早在新感温病出现之前，新感与伏气是伤寒与温病的分界线，新感指伤寒，伏气指温病。如《内经》云："冬伤于寒，春必病温。"医家就认为冬日中受寒邪，中而即病者为伤寒，中而不即病者为温病，如王叔和说："冬令严寒，万类深藏，君子固密，则不伤于寒，触冒之者，乃名伤寒耳。其伤于四时之气，皆能为病，以伤寒为毒耳，以其最成杀厉之气。中而即病者，名曰伤寒；不即病者，寒毒藏于肌肤，至春变为温病，至夏变为暑病，暑病者，热极重于温也。"这种认识一直到明代汪石山首次提出新感温病，才真正将新感与温病划归温病范畴，并与伤寒区别开来。汪石山认为："又有不因冬月伤寒而病温者，此特春温之气，可名之曰春温，如冬之伤寒，秋之伤湿，夏之伤暑相同，此新感之温病也。"至此，温病开始被分为新感和伏气两大类。新感温病后经叶天士等医家的阐述臻于完善，但伏气温病却一直处于争论的焦点，时至今日，依然有医家否认伏气温病的存在。其实古代医家很少有否认伏气温病存在的，他们更多的是讨论邪气为什么可以伏藏，哪些邪气可以伏藏，伏藏在哪里，说到底是为了探讨一大类临床重症的治疗，即临床上出现没有表证，或者表证轻微，但一发即见高热、汗出、口渴等一派里热炽盛的证候。对此，宋老参合历代诸家的论述，从伏气的原因、性质和潜伏部位三个方面论证了伏气存在的合理性，如下所列：

（1）伏气的原因：清·蒋问斋著《医略·伏邪》，叙述伏邪为病非常详备（按伏邪即伏气，自蒋氏著《医略》始有此名）。他引述《灵枢·邪气脏腑病形》说："正邪之中人也微，先见于色，不知于身，若有若无，若亡若存，有形无形，莫知其情。"又引述"五变篇"说："百疾之始期也，必生于风雨寒暑，循毫毛而入腠理，或复还，或留止。"这是根据《内经》说明病邪之所以能潜伏于人体的原因，对此多数医家都是同意的。《温热经纬·三时伏气外感》引章虚谷说："如《内经》论诸痛诸积，皆由初感外邪，伏而不觉，以致渐侵入内所成者也，安可必谓其随感即病而无伏邪者乎？又如人之痘毒，其未发时全然不觉，何以又能伏耶？"可见古人体会到病邪是有潜伏可能的。但是，也有持不同意见的医家，如陈平伯说："昔王叔和云：'寒毒藏于肌肤，至春变为温病，至夏变为暑热，致来后人翻驳；何不云肾精不藏之人，至春易病温，至夏易病暑热，便能深入理谭矣。'"从这些论点中可以看出：第一、暑湿有潜伏，寒邪不能潜伏；第二、人体内部先有弱点，病邪才容易侵犯；第三、冬伤于寒与冬不藏精，是说肾精不藏之人，春夏易病温热。总之，不外《内经》所谓"邪之所凑，其气必虚"的意思，这是古人非常合理的见解。

（2）伏气的性质：清·叶子雨《伏气解》说："六淫之邪，感之即病者轻，伏久而发者重。"刘吉人《伏邪新书》说："感六淫而即发病者，轻者谓之伤，重者谓之中。感六淫而不即病，过后方发者，总谓之曰伏邪（即伏气）。已发而治不得法，病性隐伏，亦谓之曰伏邪。有初感治不得法，正气内伤，邪气内陷，暂时假愈，后仍复发者，亦谓之曰伏邪。有已发治愈，而未能尽除病根，遗邪内伏，后又复发，亦谓之曰伏邪。"柳宝诒《温热逢源·论伤寒温病之辨》说："感寒随时即发，则为伤寒，其病由表而渐传入里；寒邪郁久，化热而发，则为温病，其病由里而郁蒸外达。伤寒初起，决无里热见证；温邪初起，无不见里热之证。"近人何廉臣则认为伏气的性质无论寒暑均从火化。他说："凡伏气温热，皆是伏火，虽其感受之初，有伤寒伤暑之不同，而潜伏既久，酝酿蒸变，逾时而发，无一不同归火化……所以谓之伏火症。"（《重订广温热论·论温热即是伏火》柳氏、何氏，都主张病邪潜伏既久，酝酿蒸变，则从热化、火化而为温病。明代王安道说："温病热病，发于天令暄热之时，怫热自内而达之于外。"都是说湿热病为伏火伏热自内达外的疾病。

（3）伏气潜伏的部位：最早的如王叔和谓寒毒藏于肌肤，至春变为温病，但后世医家多不能同意其说。巢氏《诸病源候论》载有寒毒藏于肌骨之中，与王氏所述并无多大的区别。至于主张邪伏少阴（足少阴肾）与邪伏募原两种说法的则居多数。主邪伏少阴的医家，大抵以《素问》"冬不藏精"及"逆冬气则肾气独沉"的论点为其依据，故温病学家多据以立论。如柳宝诒说："原其邪之初受，盖以肾气先虚，故邪乃凑之，而伏于少阴，逮春时阳气内动，则寒邪化热而出。"至于邪伏募原之说，则倡始于吴又可。他说募原去表不远，附近于胃，乃表里之分界。柳宝诒《辨证温疫论》说："据所叙初起证情，似及舌苔脉象，大略是暑湿浊邪，蒙闭中焦之证。"可见所谓邪伏募原与胃肠的关联是分不开的。此外，亦有人主张邪伏少阳三焦，或伏邪由少阴外发必经少阳三焦的。如张石顽说："凡温病之发，必大渴烦扰，胁满口苦，不恶寒反恶热，脉气口反盛于人迎，明系伏邪自内达表，必先少阳经始。"

新感与伏气共同组成了温病学理论，那二者之间有何关系呢？新感温邪可以诱发伏气温病，即是说伏热郁结于内，若外触新感温邪，如风温、暑温等，可以使郁热自内达外而引发伏邪未病，最终形成新感与伏气合和的温病，正如周禹载说："伏气之病，虽感于冬，然安保风之伤人，不在伏气将发未发之时乎？但兼外感者，必先头痛或恶寒，而后热不已，此新邪引出旧邪来也。"可见，所谓新感不仅限于新感温邪，实际上还有诱发伏气温病的含义。既然新感与伏气并不能截然区分，那我们在临床上如何把握和治疗呢？宋老认为，可从脉、证、治法三个方面来体会新感和伏气的临床意义，如下选录宋老文献所示：

温病的新感与伏气，是以证候为辨识的依据，而新感病势较轻，病邪较浅，病人正气较足，病的传变亦较缓，治如得法，当然病程也短，健康恢复自然容易，那么，它的脉、证、治法是怎样的，在温病的临床上有何意义？今再举例以说明之。

叶天士"外感温热篇"说："温邪上受，首先犯肺……若论治法，则与伤寒大异也。""肺主气，其合皮毛，故云在表，在表初用辛凉轻剂。""在卫汗之可也，到气才可清气。"陈平伯"外感温病篇"说："风温为病，春月与冬季居多，或恶风，或不恶风，必身热咳嗽烦渴，此风温证之提纲也。""风温证，身热恶风，头痛咳嗽，口渴，脉浮数，舌苔白者，邪在表也，当用薄荷、前胡、杏仁、桔梗、桑叶、浙贝之属，凉解表邪。"

吴坤安《伤寒指掌·伤寒类症》说："烦劳多欲之人，阴精久耗，适遇冬月非时之暖，感而即病者，风温也……夏令突热，感之即病，壮热烦渴，而不恶寒者，热病也。"又同书风温条说："风温吸入，先伤太阴肺分，右寸脉独大，肺气不舒，身痛，胸闷，头胀咳嗽，发热口渴，或发痧疹，主治在太阴气分，栀豉、桑杏、蒌皮、牛蒡、连翘、薄荷、枯芩、桔梗、桑叶之类，清之解之。"

从以上论述可以看出，凡是新感温病，都是有表证表脉可凭的，它与伤寒初起的治法虽有辛温辛凉之异，原则上同是以驱除外邪于体表，达到得汗解热的目的，所以有人说叶氏所述是外感温病的纲领。至于暑病，有新感也有伏气，湿温病则由暑湿内伏而为新感引动者居多。总之，无论新感伏气，仍当以脉、证为主而决定治法。根据临床所见，单独新感不兼伏气外发的温病，确系少数，例如俞根初论风温病，有冷风引发伏温外发的叙述："证状，初起必头痛身热，微恶风寒，继则灼热自汗，渴不恶寒，咳嗽心烦，尺肤热甚……脉象，右寸浮洪，左弦缓者，此新感引动伏气。治法，先与葱豉桔梗汤，轻清疏风以解表，继与新加白虎汤，辛凉泄热以清里。"

由此可知，新感的脉象症状和治法，与伏气温病确有轻重表里的不同，而临床上一般重笃温病，又多系阴虚血燥一类的体质，所以新感一触即发了。叶天士说："伤寒之邪，留恋在表，然后化热入里；温邪则热变最速。"吴坤安说："大抵温热之症，阴精内耗，强阳无制，新邪一舸，则燎原之势直从里发，故初起即见壮热烦渴、口干舌燥等症，而主治以存津液为要旨。"叶子雨评叶天士"外感温热篇"说："此篇辨论营卫气血之理，内外轻重之机，而示人以活法，何得便定为外感温热，而不关伏气？"可见新感与伏气二者的明确区分是应该的，而更重要的是要掌握活法，才能在临床治疗上起到实际的作用。

所谓伏气温病，就它的性质来说，与新感恰成相反，由于内热蓄积过重，阴分先有耗伤，所以病情较为复杂，传变也较迅速，脉象或愈按愈盛，或细弱而不鼓指，甚或沉伏、沉数，殊无一定，症状多显壮热烦渴，甚或暴发神昏痉厥；在治法上，起手即应清热养阴，清凉透邪，使病邪能自内达外，自里出表，自营分转出气分；阴虚血燥者更应步步照顾津液，培养汗源，冀其托邪外达。其治疗步骤当随病机进退，是非常细微而曲折的。所以，王孟英说："伏气温病，自里出表，乃先从血分而后达于气分。故热病之初，往往舌润而无苔垢，但察其脉软而或弦或微数，口未渴而心烦恶热，即宜投以清解营阴之药，迨邪从气分而化，苔始渐布，然后再清其气分可也。伏邪重者，初起即舌绛咽干，甚有肢冷脉伏之假象，亟宜大清阴分伏邪，继必厚腻黄浊之苔渐生，此伏气与新邪先后不同处。更有伏邪深沉，不能一齐外出者，虽治之得法，而苔退舌淡之后，逾一二日舌复干绛，苔复黄燥，正如抽蕉剥茧，层出不穷，不比外感温邪，由卫及气。秋月伏暑症，轻浅者邪伏募原，深沉者亦多如此。苟阅历不多，未必知其曲折乃尔也。"（《温热经纬·叶香岩外感温热篇》）

由上说明，伏气温病的发病情况，与新感温病的脉象症状是截然不同的。既是不同，治法当然亦各殊了。柳宝诒说："伏气由内而发，治之者以清泄里热为主。其见症至繁且杂，须兼六经形证，乃可随机立法。暴感风温，其邪专在于肺，以辛凉清散为主，热重者兼用甘寒清化。其病与伏温病之表里出入，路径各殊，其治法之轻重浅深，亦属迥异。近人专宗叶氏，将伏气发温之病，置而不讲，每遇温邪，无论暴感伏气，概用辛凉轻浅之法，银翘桑菊，随手立方，医家

病家，取其简便，无不乐从，设有以伏气之说进者，彼且视为异说，茫然不知伏气为何病。"（《温热逢源》）

雷少逸说："推温病之源，究因冬受寒气，伏而不发，久化为热，必待来年春分之后。天令温暖，阳气鸱张，伏气自内而动，一达于外，表里皆热也。其证口渴引饮，不恶寒而恶热，脉形愈按愈盛者是也。此不比春温外有寒邪，风温外有风邪，初起之时，可以辛温辛凉。是病表无寒风，所以忌乎辛散，若误散之，则变证蜂起矣。如初起无汗者，只宜清凉透邪法（芦根、石膏、连翘、竹叶、淡豆豉、绿豆衣）；有汗者，清热保津法（连翘、天花粉、鲜石斛、鲜生地、麦冬、参叶）；如脉洪大而数，壮热谵妄，此热在三焦也，宜以清凉荡热法（连翘、洋参、石膏、甘草、知母、生地）……凡温病切忌辛温发汗，汗之则狂言脉躁，不可治也。"（《时病论》）

从以上分析可以看出，温病的新感与伏气问题都是以证候为依据而提出来的，是古人根据六淫的特点和病人体质的差异，以及发病后的证候表现，进一步认识病因的一种分析归纳方法，是古人在病因发病学方面一个极大的发现，它在临床治疗上的实际价值是很大的。历代医家尽管在见解上有些分歧，但对于新感伏气的认识基本上还是一致的。由于历代医家对新感伏气的见解不同，因而在理论上就更有阐发，更加精细，就更有合于临床治疗的实际。实践证明，要正确理解新感伏气的含义，就应该从二者的脉证治法各方面来进行分析研究，才能体会到新感与伏气的精神实质，也才能把它运用到实际治疗中去，从而肯定它的临床意义和实用价值。所以否认伏气温病的存在是没有依据的，其实从否定伏气温病存在的文献来看，多责难于伏邪的问题，也就是病因，这是西医认识疾病的逻辑，而中医证候才是立足的关键，病因是证候分析的产物，这与西医完全不同，所以不宜用现代的认识逻辑去随意评判古人的东西，论事确需实事求是、客观公正才好。

## 二、宋老治湿三法

蜀中地卑水湿，湿邪害人甚广。宋老长期肄业此地，积累了丰富的治疗经验。

　　湿病理论，经过历代医家的临证和总结，至明清中后期，理论框架已趋于完善，后世医家都是在此框架下精雕细琢，使得湿病理论愈加丰满。通常，湿邪伤人可从表而入，主要由口鼻直趋中道，伏于募原，阻于脾胃，如薛生白说："湿热从表伤者十之一二，由口鼻入者，十之八九。"且外湿邪伤人，常随素体脾胃功能状态而变化，即"中气实则病在阳明，中气虚则病在太阴"。而内湿往往由于脾胃运化失健而生。但内湿、外湿常胶结为病，如薛生白所谓"太阴内伤，湿饮停聚，客邪再至，内外相引，故病湿热"。提示素体脾胃运化失健是感受湿热的内在因素。生理上，脾胃的运化常赖肝气的疏泄和胆气的升发。而湿浊有形之邪阻滞脾胃，多困遏气机，三焦郁闭，肝胆之气被郁，少火变为壮火，轻则可兼加少阳胆火，如耳聋、干呕等，重则多合厥阴风火，如发痉、发厥等。脾主四肢，邪浊内阻，津气不散，则四肢倦怠，肌肉烦疼；湿阻中焦，清气不升，则阳窍失荣，口鼻咽干；肺气失滋，邪浊内留，清阳不能旋运，"故胸痞为湿热必有之证"；胃络通心，湿热阻中，邪热扰心，则烦躁、失眠；邪滞肠腑，顺降失常，秽浊壅滞气血，则大便黏滞不爽；湿浊下溜，阻滞膀胱，气化失常，则尿频、尿痛。总之，湿性氤氲黏腻，易阻气机，影响多脏腑正常的气化功能。所以医家认为治疗湿病重在恢复脏腑气化，尤其侧重于恢复肺脾肾的气化，如章虚谷说："湿即气也，气化则湿化……上焦开肺气，中焦运脾气，下焦化膀胱之气。"宋老亦承此意，在临床湿病的治疗中注重恢复三焦脏腑气化。细绎如下：

### 1. 湿阻于上，开宣肺气

　　在外感湿病的早期，无论从表伤（指太阳之表，或阳明之表），还是从口鼻而入，因其湿性黏滞，均可郁遏肺气，导致肺气不得宣化。如风寒加湿伤于太阳之表，症见头重项强，全身酸痛，鼻塞流涕等。宋老认为鼻为肺窍，此种情况亦存在肺气不宣的问题，临床在辛温解太阳之表的同时不可忽视宣通肺气，酌加通草、竹叶、苏梗等味。如湿热从口鼻入，伤于阳明之表，症见恶寒发热，胸痞身重，关节疼痛等。薛生白谓："阳明之表，肌肉也，胸中也。"宋老以三仁汤为法，"轻开上焦肺气"，肺主一身之气，主通调水道，肺气宣降如常，则湿浊或从表散，或从三焦水道下输于膀胱，从小便而出。宋老临床常在此方的基础上，身酸痛重者酌加汉防己、大豆黄卷、滑石、通草、晚蚕砂等味，湿郁化热较显著者，量加连翘、绿豆衣、竹叶、灯心草、芦根等。兹举两案以证。

**风湿伤表案**：张某，男，26岁，职工。

1979年2月16日。恶寒微热，鼻流清涕，头昏乏力5天。自觉头重项强，全身紧束酸痛，背心及手脚心冷，口淡乏味，饮食如常，小便黄少，大便正常，舌质红，舌苔根部薄黄微腻，脉濡细。属风寒夹湿，渐而化热。羌活胜湿汤化裁。

| | | | |
|---|---|---|---|
| 羌活6克 | 独活6克 | 藁本10克 | 连翘10克 |
| 苍术10克 | 炒黄柏4.5克 | 蔓荆子10克 | 藿香10克 |
| 通草6克 | | | |

服2剂后，以米粥调理而愈。

**按**：此是薛生白所谓"阴湿伤表"之候。寒湿袭表，阻滞经络，故恶寒、全身紧束酸痛，背心及手脚心冷；湿邪蕴阻肺气，上焦不开，故鼻流清涕，头晕乏力。小便黄，舌质红，舌苔根部微腻，下焦流湿，且湿有化热之像。故以羌活、独活、藁本、蔓荆子、苍术等辛温之品宣肺解表除湿；连翘、藿香辛凉芳香，既可化湿，也可清热；炒黄柏、通草清热利尿，蠲除下焦湿邪。总之，此案宣通表气，开达肺与膀胱之气，俾肺气开，膀胱利，则湿邪化，故取效若捷。

**湿热阻中消渴案**：邹某，男，45岁，水电设计院干部。

【初诊】1981年2月27日。主诉发病3月，口渴多饮而不得解，日饮水3瓶以上，小便黄，夜尿频多，每晚4~5次，纳食增多而形体日见消瘦，食后腹胀，大便干，口淡无味，肢体倦怠，检查血糖、尿糖无异常改变。服玉泉丸和类似处方无效。舌红，苔黄厚腻，脉濡数。辨证为湿热中阻，津不上承，宜芳化清利为治，投三仁汤加减。

| | | | |
|---|---|---|---|
| 藿香叶10克 | 佩兰叶10克 | 白蔻仁10克 | 法半夏10克 |
| 焦山栀10克 | 淡豆豉10克 | 草果仁3克 | 滑石12克 |
| 芦根30克 | 通草6克 | | |

【复诊】1981年3月2日。服药4剂后，口干渴大减，饮水减少，口中知味，小便次数减少，颜色转清。但脘腹灼热，入夜心胸烦闷，舌质仍红，苔中后黄腻，脉濡数，继与前法佐以甘寒清热、益胃生津之品。

| | | | |
|---|---|---|---|
| 丹皮10克 | 焦山栀10克 | 淡豆豉10克 | 白茅根18克 |
| 玄参10克 | 石膏24克 | 知母10克 | 苍术10克 |
| 白蔻仁6克 | 藿香10克 | 甘草3克 | |

服 3 剂后，口渴、溺频完全消除，饮食、二便已正常。

**按语：** 此为湿热蕴结肺胃、津气不升所致的消渴案例。湿热阻滞，津气不升，故口渴多饮，且饮不解渴；湿热阻滞气机，故食后腹胀；湿热阻滞胃腑，不能通达，故大便干结；精气不能散于四肢，故倦怠乏力。舌红苔黄厚腻、脉濡数亦是湿热阻中的表现。宋老首剂以三仁汤加减，以佩兰、藿香辛香芳化之品轻清走上以开上焦肺气，加入栀子豉汤利湿除热，宣郁通阳，草果、半夏、白蔻温燥中焦湿浊，芦根甘凉清热生津，滑石、通草清热利尿。待症减后，则主以甘寒清热、益胃生津之品蠲除中焦湿热，仍不忘加入藿香轻宣走上之品以开肺气。总之，宋老在治疗中焦湿浊时亦是注重开宣上焦肺气以展气化而除湿。

### 2. 湿郁于中，升降运化

胃为阳土，喜润恶燥，以通降为顺；脾为阴土，喜燥恶湿，以升运为常。脾胃升降运化，既磨积消谷，又枢转气机。口鼻而入的外湿，与水谷内蕴的里湿，常相胶结困阻脾胃之气。胃气不降，则脘痞呕恶，脾气不升，则肢倦头晕，腹胀便结。脾胃之气升降失常，则三焦不得通利，而流行于三焦的少阳相火郁滞不利，少火郁成壮火，故湿热病多兼见干呕、耳聋等症。如患者素体肝肾阴虚，肝阳偏亢，则三焦郁遏之火可引动厥阴风火，可兼痉厥等症，此以产妇、婴幼儿多见。据此分析，可知湿热阻滞于中、气运不宣是个中关键所在。宋老治疗此类疾病，辨证常分三步走：第一步，分别湿热的脾胃归属。叶天士说："在阳旺之躯，胃湿恒多；在阴盛之体，脾湿亦不少。"宋老的湿热病位判别常以患者体质特点为主要依据，体肥肚圆，面红油光，出气秽恶，苔黄厚腻以胃湿为多；体瘦畏冷，平素大便溏薄，纳差腹胀，苔白腻者以脾湿为多。但因脾与胃以膜相连，湿浊阻滞，二者常相兼感，严格区分脾湿，抑或胃湿，临床意义不大。而宋老注重于分析脾与胃的气机升降状态，其中胸脘痞闷，呕恶，多提示胃气不降；而头晕肢倦，腹胀，大便溏垢不爽，多提示脾气不升。第二步，关注少阳、厥阴的化热程度。如前所述，湿热蕴阻脾胃，气机不利，少阳厥阴常常化热。宋老认为，口干苦、咽干不爽、眠差等，多兼少阳胆火，而痉厥等兼厥阴风火者临床少见。第三步，分别邪气兼夹。湿热阻中，常夹气郁，已如前述。临床还可见到夹痰，症多见频吐浊痰，舌红苔滑腻，脉按之滑数等；夹食，症多见纳差，口气酸腐，舌根黄厚等。治疗上，胃湿为多，常用泻心汤类、泻黄散、白虎加苍术汤；脾湿为盛，常用平胃散、五苓散、补中益气汤、砂半理中汤等；兼少阳胆火，则酌用黄连、川木通、炒栀子、竹茹、碧玉散等味；夹痰则加入瓜蒌仁、法半夏、竹茹等；夹食多加入炒山楂、神曲、炒二芽等味。

兹举两例以证明：

**湿热阻中唇痒案：**钟某，女，40 岁，教师。

【初诊】1979 年 5 月 8 日。口唇奇痒难忍已半年，内服扑尔敏、B 族维生素及中药等未愈。就诊时，唇红而干，口气臭秽，脘腹胀满，大便闭结，小便黄而短少，舌苔白腻，舌质红，脉濡数。辨证为脾胃湿热壅遏，浊气上泛。以平胃散加味，清泻脾胃湿热。

| 黄芩 10 克 | 黄连 6 克 | 苍术 10 克 | 藿香 10 克 |
| 陈皮 10 克 | 厚朴 6 克 | 酒军 6 克 | 甘草 3 克 |

【二诊】服 2 剂后，口唇奇痒、口臭、脘腹胀等均减轻，大便已通，但口唇仍色红、燥痒、灼热，舌苔白腻渐退，舌质红，少津，脉数。仿泻黄散意加味，以清热生津。

| 焦栀子 10 克 | 石斛 18 克 | 藿香 10 克 | 防风 10 克 |
| 玄参 18 克 | 玉竹 10 克 | 天花粉 10 克 | 荷叶 10 克 |

【三诊】5 月 31 日。服 4 剂后，唇痒消除。口唇仍微显红燥，苔白，舌质红减退，脉微数。继服上方 4 剂而愈。

**按：**此证属湿热阻滞胃腑，腑气不通，少阳胆火上逆，湿热熏蒸之证，黄元御所谓"胆随胃降"即是此意。湿热壅滞，腑气不通，则脘腹胀满、大便不通；湿热上熏则兼夹风之气郁阻脾经，则口唇奇痒，纯红而干，口气臭秽。湿郁化热则小便黄而短少。故宋老以平胃散蠲除胃腑之湿，酒军苦寒一以燥湿，一以承顺胃腑之气，藿香辛香宣达上焦肺气，黄芩苦寒，入肝、肺经，可直清少阳胆火之气，黄连苦寒清热燥湿，诸药合用仅服两剂则取效，后湿热渐退，故主以甘寒之剂濡润胃腑，焦栀子、防风清疏肝胆之气，俾湿热两清、胃腑润降、少阳气火渐平，则半年之疾痊愈。

**脾虚湿热阻滞久痢案：**胡某，男，33 岁，成都某设计院技术员。

患者于 1975 年患痢疾一月，用西药治疗后泻痢暂止，但大便一直溏薄，常带黏液和少量脓血。每因饮食不慎或劳倦受凉而反复发作，间或便秘，每次腹泻延续 3～4 天，泻后腹中空坠，心悸脘闷，呕恶嗳气，少腹两侧隐痛，约半月方能缓解。1979 年夏痔疮手术后，腹泻加剧，日达 20 余次，便下脓血、黏液，大便多次培养，无细菌生长。经疗养、治疗 3 月，未见好转。在某医院钡盐灌肠检查，诊断为慢性溃疡性结肠炎，伴左侧附睾炎，服药无效。

【初诊】1979 年 11 月 19 日。面色无华，形体消瘦，体重仅 46kg，气短心慌，动则喘息，泻痢日 8～9 次。多则半小时一行，泻下赤白黏液甚多，里急后重，腹痛坠胀，痛引左睾，矢气不畅，手脚不温，纳少眠差，小便短少，舌质淡，苔腻，中、根部灰黄，两脉沉弱无力。此症起于饮食不节，过度劳累，复感外邪，湿热内蕴，脾运失健，伤及脏腑，正气日衰，毒邪难去。病已缠绵经年，本元大亏，故脾胃虚寒，中气下陷，湿热积毒蕴滞结肠，乃正虚邪恋、寒热夹杂之证。拟扶正固本，调理升降，用补中益气汤合三奇散、驻车丸加减。

| | | | |
|---|---|---|---|
| 黄芪 30 克 | 红参 10 克 | 柴胡 10 克 | 升麻 6 克 |
| 陈皮 4.5 克 | 焦白术 10 克 | 防风 6 克 | 枳壳 4.5 克 |
| 地榆 15 克 | 炮姜 12 克 | 阿胶 10 克 | 木香 3 克 |
| 甘草 3 克 | | | |

【二诊】服药 8 剂，气短心慌明显好转，不喘息，少腹坠胀和里急后重减轻。日下痢 4～5 次，少腹及左侧腹股沟掣痛，大便仍多黏涎，夹赤白，手脚欠温。再予清肠化湿、调气和血之剂，用薏苡附子败酱散加味。

| | | | |
|---|---|---|---|
| 制附片 10 克 | 生苡仁 24 克 | 冬瓜仁 18 克 | 地榆 10 克 |
| 肉苁蓉 10 克 | 败酱草 18 克 | 生白芍 12 克 | 当归 10 克 |
| 炮姜炭 12 克 | 枳壳 4.5 克 | 木香 6 克 | 甘草 6 克 |

【三诊】连续服 13 剂后，泻利基本控制，黏液脓血减少，腹痛缓解，精神好转，饮食增加。但不能食油腻，左侧少腹时而掣痛，痛时可摸到条状结块，舌质淡红，苔黄腻，脉弦缓。此中气渐复，脾胃运化初开，但肠中湿热尚未除尽，继与益气和血、除湿解毒之剂，内服外用并投，以期根治。

| | | | |
|---|---|---|---|
| 白芍 30 克 | 甘草 15 克 | 黄芪 18 克 | 怀山药 30 克 |
| 苦参 6 克 | 地榆炭 18 克 | 白头翁 15 克 | 黄柏 30 克 |
| 苦参 60 克 | 地榆 30 克 | 滑石 30 克 | |
| 赤石脂 15 克（浓煎做保留灌肠） | | 蒲公英 30 克（煎汤服） | |

病人于1980年2月携带上两方回武汉探亲，服第一方8剂后停药，每日用第二方保留灌肠一次，坚持用药50天。腹痛、腹泻、便秘均消除，大便每日一次，无黏液脓血。5月经武汉某院检查，示结肠肠壁光滑，无溃疡及出血点，病即痊愈。随访年余，未再复发，患者身体康复，眠食俱佳，体重由46kg增加到56kg。

**按语：**患者腹泻日久，脾气亏损，湿热流滞肠间，土虚木败，气血失和，故生此证。脾气亏虚，则纳差，气短心慌，动则喘息；湿热流滞肠间，壅阻气血，则泻下赤白黏液甚多，里急后重。黄元御讲"肝随脾升"，脾气虚陷，肝气郁滞，则少腹胀痛，痛引睾丸。故宋老首剂以补中益气汤补气升阳，合阿胶、柴胡、枳壳养血疏肝，地榆、木香一以肠间湿热，一以利肠间滞气，俾"行气则后重自除"。因此首剂效捷，后则主以清肠化湿、益气和血之剂，则诸症自痊。

### 3. 湿阻下焦，通阳除湿

《素问·灵兰秘典论》云："膀胱者，舟都之官，津液藏焉，气化则能出也。"湿浊从口鼻入，上中不治，则顺流而下，郁阻于下。湿浊阻滞下焦，主要影响膀胱的气化功能，表现为小便不利，或淋涩灼痛，或便后头晕如厥等。宋老治疗此类证候，常紧扣膀胱与肾为表里的生理关系，在通利膀胱的基础上，注重协调肾的阴阳。如浊湿蕴阻下焦日久化热，伤及肾精，或肾阴不足，湿浊内蕴，症见小便赤热，淋涩灼痛，甚至伴有血尿，腰部酸软，手足心热，舌红少津，脉细数等。此时宋老多在利尿通淋凉血的基础上，酌用甘咸寒之品，如生地黄、阿胶、旱莲草等味，以养肾阴，助膀胱之气化。如湿浊阻滞日久化寒，伤及肾阳，或肾阳虚羸，又复伤湿，症见小便不畅，或需等待方能解出，甚或便后头晕目眩，畏寒肢冷，腰膝酸冷，舌淡胖大，脉沉弱等。宋老常视其肾阳虚羸的状态，重用肾气丸、安神汤等补助肾阳的基础上，量加利尿之品，如茯苓、泽泻等味。此外，因人体津液的疏布，由脾气升清上达于肺，通过肺的通调由三焦水道顺流而下输注于膀胱，其中浊中之清由膀胱之气化而升清布达于上，浊中之浊则渗入膀胱，排出体外。所以，上游结热，特别是肺气被邪滞，清阳不能旋运情况下很容易并发膀胱气化失常的表现，对此，宋老常主以宣通上焦肺气，稍佐利水之剂，如酌加麻黄、苦杏仁、通草、汉防己、茯苓等味。兹举两例以证明。

**阴虚湿热血淋案：**张某，女，30岁，成都地质学院职工。

【初诊】1981年4月24日。自诉患肾盂肾炎10年，时发作。现腰痛，右侧为甚，小便黄赤，时呈洗肉水色，淋涩刺痛，尿道口灼热，少腹拘急作痛，面目浮肿，头昏眩，午后阵发烘热，倦怠无力，手心发烫。查小便：红细胞（++），蛋白（++）。舌红少津，脉细数。辨为阴虚湿热之血淋证，拟清热利湿，育阴通淋，佐以凉血止血为治，予知柏地黄丸加味。

| | | | |
|---|---|---|---|
| 生地黄12克 | 怀山药12克 | 枣皮10克 | 茯苓10克 |
| 丹皮6克 | 泽泻10克 | 知母6克 | 黄柏6克 |
| 茅根18克 | 小蓟30克 | 炒蒲黄10克 | |

【二诊】5月8日。腰痛除，少腹拘急、尿频急、灼热均消失，小便渐清，面目浮肿有减，仍头昏，腰膝酸软，手心尚热。原方去知母、黄柏，加菊花、钩藤各10克，旱莲草18克，续服6剂。

【三诊】6月8日。药后诸恙悉除，月来精神、饮食大为增进，小便化验已正常。为巩固疗效，再拟滋益肝肾、育阴利湿善后。

| | | | |
|---|---|---|---|
| 生地黄18克 | 枣皮10克 | 怀山药18克 | 丹皮6克 |
| 旱莲草18克 | 阿胶10克 | 茯苓10克 | 猪苓6克 |
| 泽泻10克 | 小蓟根30克 | （10剂） | |

另，六味地黄丸2瓶，早晚服用。

患者遵嘱服完上方，病愈，随访未复发。

**按语：**证属肾阴亏虚，湿热阻滞下焦，膀胱气化不利之证。"腰者，肾之府也"，肾阴虚故腰痛。肾阴亏虚，相火妄动，则头昏眩，午后阵发烘热，手心发烫。湿热阻滞气机，膀胱气化失常，则小便黄赤，淋涩不畅，热邪灼伤脉道则小便时呈洗肉水样。舌红少津，脉细数亦是阴虚有热的表现。故宋老首剂即以知柏地黄丸加味养阴清热除湿，俾肾阴得滋，亢旺之相火得清，湿热得祛，肾之阴阳渐次协调，气化逐步正常，故首服4剂即取得明显疗效，后则在此基础上或佐平肝，如菊花、钩藤之属，或加重滋肾养肝，如旱莲草、阿胶等，终使肾之阴阳协调，膀胱气化正常，则诸症皆痊。

**肾阳虚弱眩晕案：**陈某，女，45岁，西昌市干部。

【初诊】1983年3月26日。诉1971年起出现颜面及双下肢浮肿，头昏眩晕，血压略高，常恶心泛呕。1982年底罹车祸，腰及头部受伤，血压突增，浮肿加剧，头顶及双额角昏胀疼痛。曾在当地医院服用双氢克尿塞、复方降压片、降压灵及平肝潜阳、滋填肝肾中药 30 余剂，病情无明显好转。近两月来更气短、心累、面色晦黄浮肿，饮食大减，夜难成寐，巅顶阵阵疼痛，腰脊酸冷，下肢不温，背脊恶寒，冷汗出以头颈为多，口干不欲饮，口臭，夜尿频，小便后更觉心空头昏，舌苔白腻少津，脉濡缓细弱。

本证头痛眩晕诸象责之于肾气亏虚，下元不足，清气不能升发，浊邪上泛之故，非肝阳亢逆为患。拟宣发肾气、补助下元、降利浊阴为治，肾气丸合防己黄芪汤加味。

| | | | |
|---|---|---|---|
| 潞党参 24 克 | 黄芪 24 克 | 制附片 10 克 | 肉桂 3 克 |
| 熟地黄 24 克 | 枣皮 10 克 | 怀山药 12 克 | 茯苓 18 克 |
| 泽泻 10 克 | 丹皮 6 克 | 生白术 18 克 | 汉防己 10 克 |

（4 剂）

【复诊】4 月 1 日。服前方 6 剂，头昏、腰脊疲软均明显减轻，小便增多，下肢浮肿消退，血压降至 150/100mmHg；口干气秽减轻，虚汗已少。尚感胸闷背冷，咳嗽多痰，右手臂软弱无力，舌苔中后厚腻。此肾气渐复，浊阴得降，浮肿已退，但中州气弱，痰湿不化，继拟益气培中，降逆化痰。

| | | | |
|---|---|---|---|
| 潞党参 24 克 | 黄芪 24 克 | 焦白术 18 克 | 法夏 10 克 |
| 茯苓 18 克 | 陈皮 10 克 | 天麻 10 克 | 钩藤 18 克 |
| 神曲 10 克 | 砂仁 10 克 | 牡蛎 18 克 | 甘草 5 克 （4 剂） |

药后痰涎减，胸膈顿开，血压又有所降，精神清爽，头目昏闷解除许多。改服初诊方加怀牛膝 10 克，车前仁 12 克，兼服金匮肾气丸。共服上药 30 余剂，头昏晕基本解除，血压未再明显升高。

**按语：** 本例属于肾阳亏虚，气化失常，浊中之浊不能渗利，反上逆为害之证。需要指出的是，膀胱气化失常，不仅表现在小便不利上，小便频数，或者浊邪上逆扰及清空而昏眩，凌及心神则心悸，壅阻肺气则咳喘，犯及脾胃则纳差、呕恶都属于膀胱气化失常的表现，只是有直接或间接之分。此案患者肾阳虚损，故腰脊酸冷，下肢不温，背脊恶寒；气化失常，湿饮上犯，凌扰清空则头昏眩晕，犯及脾胃则纳差、呕恶，影响心神则夜难成寐，肺气不利则气短、心累。舌苔白腻少津、脉濡缓细弱亦是肾阳亏虚、湿浊壅滞的表现。所以宋老首剂即以《金匮要略》肾气丸和防己黄芪汤加减，补肾助阳，化气除湿，取得明显效果后则以益气补中、降逆化痰为善后，可谓妙也。

## 三、宋老流通气血三法

《素问·调经论》云："五脏之道，皆出于经隧以行血气，血气不和，百病乃变化而生，是故守经隧焉。""经隧"：张景岳注曰："潜道也。"言深伏于内，外不可见的通道。该通道连接脏腑经络，以运行气血，故凡气血不和，经遂不利，脏腑受累，诸病丛生。所以《内经》提出"但守经隧"为"治五脏之病"的大原则。那如何"守经隧"呢？《素问·至真要大论》提出，应该"有者求之，无者求之，盛者责之，虚者责之"，即言临床首当分清气血受病之因，以及病变部位，治疗以"疏其血气，令其调达，而致和平"为方法和目标。后世医家朱丹溪据此提出："气血冲和，万病不生，一有怫郁，诸病生焉。故人身诸病，多生于郁。"（《丹溪心法》）从病因学的角度阐述了人体生病的原因，即气血郁滞，周流不畅。而气血郁滞的原因不外邪正两个方面，或者因为气血亏虚，因虚而滞，抑或邪浊阻滞气血运行的通道，因实而滞，所以临床上"疏其血气"就不外虚实两个方面。因虚而滞，补而兼通，因实而滞，通而酌补。总之要使人体的气血周行无阻。而宋老在临床中非常注重疏通人体的气血以达到治疗疾病的目的。编者体会，宋老临床针对此常从三个方面入手，即斡旋胸阳展气血、调肝运脾和气血、通降胃浊疏气血，以使气血充，脉道畅，营卫周流。

### 1. 斡旋胸阳展气血

《灵枢·决气》云："上焦开发，宣五谷味，熏肤，充身，泽毛，若雾露之溉，是谓气。"饮食水谷入于胃，赖胃气消磨，脾气运化升清，而上输心肺，清中之浊奉心化赤入于脉中而为血，清中之清由胸中一团清阳布达于外而温养周身。胸中气血畅达，则气清血和，营卫周流，疾病不生。一有邪滞，如痰湿内留，或者自病，如气病，或血病，或气血共同失和，多百病丛生，诸如喘咳痰嗽、胸闷心悸、甚则胸痛等证。

编者体会，宋老斡旋胸中清阳的总体思路是基于对心肺生理的基本认识，即肺为清虚之脏，喜润恶燥，以降为顺，一有邪滞，如痰湿瘀血，或肺脏气血亏损，则多致宣降失常，而生喘咳痰嗽等症；心为体阴用阳之脏，阴阳协和则神明自用，临床中常见心阴血易亏、易瘀，心气易于浮动，出现胸口闷痛，眠差，或神志障碍等。所以，治疗以恢复脏腑本来生机为法，使肺脏濡润，自能升降，心之气血调和，心神得养，如此则胸中清阳自能斡旋，而一身之气血周行濡润。

（1）治肺重在祛滞以和升降

肺为清虚之脏，其位最高，有宣降布达之用，故名华盖。且肺合皮毛主表，外邪侵袭，邪必先伤，如叶天士说："温邪上受，首先犯肺。"肺之气机受阻，津气不能宣发，水液不能通调，多留湿生痰，壅阻肺窍，湿痰蕴蓄化火，伤津灼液，甚则动血，更能够加重肺气被遏的程度，从而使气血不能得以有效地布散周身。因此，宋老治肺以通气血的思路主要在于祛除肺脏的邪气，如气郁、痰浊、瘀血等邪气的阻滞，其中气郁多用枳壳、桔梗、青皮、陈皮等，痰浊阻滞多用芦根、冬瓜仁、浙贝母、瓜蒌仁、旋覆花等，瘀血多用桃仁、牡丹皮、青葱管、丹参等。和养肺脏的气阴，阴虚者多用百合、生地黄、麦冬、玉竹等，气虚者多用党参、南沙参等。选方多以苇茎汤、小陷胸汤、瘀热汤、沙参麦冬汤、百合地黄汤等为主。兹举一例以证。

胡某，男，成年，工人。

【初诊】1981年4月6日。患支气管扩张，出血数次，每次多达500mL左右，并患结核性胸膜炎，胸膜粘连，以及糖尿病多年（目前"三消"症状已不明显），血糖342mg/mL，尿糖（+++）。今春以来咳嗽加剧，咳吐大量黄臭脓痰，质稠液黏，气味腥臭，并多夹杂血液。西医检查为肺脓疡，住院治疗一月，疗效欠佳，遂出院转中医治疗。诊时咳吐脓血痰甚多，口腥臭，腰膝软弱，气短神倦，眠差，大便干，小便黄，夜尿多。苔黄厚腻，舌质红，脉细数。此由消渴日久，肺肾虚损，气阴俱亏，热毒乘虚内侵，留恋不去，热遏血瘀，肺络受损，酿脓变痈。治当先攻其邪，清热解毒，化瘀排脓，千金苇茎汤合瘀热汤化裁。

芦根30克　　薏苡仁24克　　冬瓜仁24克　　桃仁6克
旋覆花10克　　降香4.5克　　枇杷叶10克　　青葱管3节
蕺菜30克　　丹皮10克　　瓜蒌仁15克

咳嗽气紧加苏子、葶苈子、马兜铃、紫菀；痰稠黏加青黛、海蛤粉；血多加茜根、黄连、阿胶珠，连服20余剂。

【二诊】5 月 25 日。脓血大减，排痰较利，咳嗽、胸肋疼痛及吐腥臭痰均减轻，午后寒热消除，垢腻苔消退过半，舌边尖仍红。属正虚邪恋，宜扶正托邪，补益气阴，合排脓解毒之品。

| | | | |
|---|---|---|---|
| 潞党参 24 克 | 广百合 24 克 | 生地黄 18 克 | 炒知母 10 克 |
| 冬瓜仁 10 克 | 白及 10 克 | 蕺菜 30 克 | 薏苡仁 30 克 |
| 芦根 30 克 | 仙鹤草 20 克 | 桔梗 10 克 | 紫菀 10 克 |
| 甘草 6 克 （10 剂） | | | |

【三诊】病情大减，胸痛轻微，痰中已基本无血，腥臭味少，稠痰转为稀薄，精神恢复，气力增加。眠差，口干，苔薄腻，脉细软。拟培土生金，养阴益气善后。

| | | | |
|---|---|---|---|
| 苏条参 18 克 | 麦冬 10 克 | 百合 18 克 | 怀山药 18 克 |
| 白菱 10 克 | 川贝母 10 克 | 炒扁豆 10 克 | 茯苓 10 克 |
| 玉竹 10 克 | 甘草 3 克 | | |

此后未再来复诊。

**按语：** 患者乃肺肾亏损之体，又感邪气，邪热内留，津气不布则生痰湿，湿痰蕴久生热，伤及血脉，则咳脓血腥臭痰。气血俱伤，上焦清阳不能旋运，津气不布则气短神倦，肺气不降则大便干结，营虚有热则眠差、舌红、脉细。所以宋老首剂即以千金苇茎汤合瘀热汤利湿除痰、化瘀排脓以解胸中邪浊，又佐旋覆花、枇杷叶平肝肃肺，牡丹皮凉血、活血以和营，再加青葱以通阳，使胸中无邪碍，则清阳自能少旋，故连服 20 余剂诸症大减，后以益气养阴、排脓解毒之品善后为法，使如此重症亦得痊愈。

（2）治心重在和气血以通脉

《素问·脉要精微论》云："夫脉者，血之府也。""心主身之血脉"即言心可通调人身血液运行。而营在脉中，卫在脉外，营属阴，卫属阳，"阴在内，阳之守也；阳在外，阴之使也"（《素问·阴阳应象大论》）。所以营卫协和则血脉周流，自能濡养人体。假使平素忧思暗耗心血，或者劳累过度，阳气被伤，均可使营卫不能和合，血脉流通受阻，血脉凝涩，多产生胸闷、心悸、胸痛等症。针对这种情况，宋老主张气血同治以养心通脉，气阴不足则选生脉散，心阳不足则选桂枝汤、参附龙牡汤，血虚寒凝用当归四逆汤等类方加减治疗，从而使心之气血畅和。兹举下例以证之。

孙某，女，38 岁，成都市某厂技术员。

1973 年 2 月诊。患者自述近年来时感胸闷心悸，短气，胸痛，形寒畏冷，手足不温，尤以双下肢冷痛为苦，病发时冷汗自出，难受异常。观其舌苔淡白，脉沉细无力，寸部隐伏难寻，辨证为心阳不足、阴血凝滞之胸痹。以当归四逆、参附龙牡汤合方。

> 红人参 6 克（另煎，分次兑冲）　制附片 10 克　　黄芪 30 克
>
> 当归 10 克　　　桂枝 10 克　　　细辛 3 克　　　丹参 24 克
>
> 红花 6 克　　　　生姜 10 克　　　大枣 10 克　（6 剂）

服完 4 剂，全身不复怕冷，手足转暖，胸痛大减，但胸闷、心悸、冷汗仍不时出现。原方加生龙骨、生牡蛎各 18 克，镇敛固摄，续服 4 剂后症状消失，以益气通瘀之剂善后，诸恙大安。

**按**：本例患者乃心气不足，运血无力，血脉瘀滞，胸中清阳不能旋转，故胸闷痛，阳气不布，则形寒畏冷，双下肢冷痛为甚。舌淡苔白，脉沉细无力，寸部隐伏难寻亦是心之气阴俱亏，胸阳不振的表现。宋老即以当归四逆汤养血、活血，温经通脉，加入参、芪、附片，意在加强补气通阳的力度。从而使气阴得补，胸中阳气得以斡旋，故服完 4 剂，全身已不怕冷，手足转暖，胸痛大减，后以此方加减调理而愈。

### 2. 调肝运脾和气血

肝藏血主疏泄，能疏理调达人体全身气血的升降出入。若肝气被郁，气机不能畅达，营卫不能周流，常可见肢冷、脉伏等症，正如《伤寒论·辨厥阴病脉证并治》说："手足厥寒，脉细欲绝者，当归四逆汤主之。"肝为体阴用阳之脏，肝血充足，则关节肢窍得以濡养，如《素问·五脏生成》云："故人卧则血归于肝，肝受血而能视，足受血而能步，掌受血而能握，指受血而能摄。"脾为阴土，主运化、升清，以成后天之本。脾气亏虚，一则不能运化水谷以生气血，使气血生成乏源；二则脾气不运，痰湿内留，升清受阻，脾胃升降的枢机不利。肝与脾的关系历来受到医家的重视，从《内经》的木土乘侮，到张仲景《金匮要略》揭示"见肝之病，知肝传脾"的肝脾同调的法则，后世黄元御提出"肝随脾升"的理论，都在提示肝脾在生理上的相互为用，病理上的相互影响。具体而言，生理

上肝气的升发条达有利于脾气的运化，脾气的运化升清有助于肝气的条达和肝血的丰沛；病理上，肝气横逆可以犯脾，脾虚邪阻可以壅木。但总的来讲，脾胃的升降是人体气机的枢纽，而肝主疏调人体气机，而"气之升降，天地之更用也"（《素问·六微旨大论》）。只有气机畅达，五脏才能生长收藏以成气化之用。从这个点上来讲，调肝运脾确为流通气血一法。在临床应用中，宋老常着眼于肝脾同调，但具体治法，仍是仔细分辨肝脾之气血虚实，"有者求之，无者求之，盛者责之，虚者责之……必伏其所主，而先其所因"（《素问·至真要大论》）。以寻找肝之体用失调的依据、脾的运化状态等，以对因治疗为主，但比较侧重于调和肝脾的气机。临床常用丹栀逍遥散加减，肝血亏损较重则加入枸杞、生地黄、女贞子、山茱萸、炒酸枣仁等；肝血瘀阻，则酌加延胡索、炒川楝子、五灵脂、炒蒲黄、炒乳香、炒没药等；肝气郁滞不利，则酌加制香附、陈皮、广木香、延胡索、荔枝核等；肝郁生热则酌加生栀子、黄芩、龙胆草等味；脾虚湿阻，则可加入平胃散；脾阳不足则酌加炮姜、制附片等味。但总以调和肝脾，疏通气血为要。兹举一例以证明。

刘某，女，53岁，农村妇女。

1982年3月4日诊。自幼生活贫苦，晚年子女不孝，待之甚薄，由此抑郁寡欢，胸怀不畅，近年来常心烦，头昏，耳鸣，心中空虚，短气，嗳气腹胀，夜寐惊惕。又述腰脊酸楚，全身发麻，四肢末端麻胀尤甚，继而发展为手指、脚趾肿胀刺痛，色紫暗，近来加剧，白天肢端彻骨不温，入夜则灼烧透髓，必得伸出被外。舌淡苔少，脉沉伏涩滞。曾服不少祛风除湿药，但肢节麻冷、刺痛和夜热均未减轻。此系劳倦失养，情志抑郁，导致气血亏虚，周流滞涩，肝失疏泄，气机逆乱，不可以风湿痹痛为治。拟调气和血、疏通经络之剂，丹栀逍遥散加减。

| 柴胡 10 克 | 潞党参 18 克 | 焦白术 10 克 | 茯苓 10 克 |
| 白芍 10 克 | 当归 10 克 | 丹皮 6 克 | 山栀仁 10 克 |
| 生地黄 10 克 | 香附 10 克 | 枣仁 10 克 | 生甘草 3 克 |
| （4 剂） | | | |

服药后当晚汗出数遍，痛势大减；服完4剂，夜热和肢节痛、麻均减轻许多，情绪好转，夜眠安稳，心中空虚、气短亦好转，唯指尖仍触痛，白日凉冷，夜晚

灼热。开郁通瘀已生效，继前方去山栀加川芎 10 克，丹参 24 克，乳香 6 克，增强活血流通之力。数剂后诸症消除，经年痼疾竟获痊愈。

**按语：** 本案患者症状极多，临床难以把握，宋老从病史、舌脉入手一举解开诸症疑窦。患者素性抑郁寡欢，情怀不畅，气机郁滞。本次就诊舌淡苔少，脉沉伏滞涩，属营气亏少、气机阻滞之象。血虚则麻，营滞则痛，故全身发麻，四肢末端麻胀尤甚，继而发展为手指、脚趾肿胀紫暗刺痛；营血亏虚，清窍失养，故头晕，耳鸣，心中空虚；本案患者不唯营血不足，阳气亦亏，气少则短气，阳虚不运水谷，故嗳气腹胀。气血阻滞，不能周流，白天卫阳之气不能行于外以温养周身，故彻骨而寒，夜晚则阳气入于阴分，血虚阳亢，两阳相合，故灼烧透髓，必须伸出被外。针对此气血亏虚、营卫滞涩不畅之证，宋老以丹栀逍遥散加减，以益气行气，养血活血通脉，健运脾气，数剂而痊，清晰地展现了宋老调肝运脾、流通经络气血的治疗思路。

### 3. 通降胃浊疏气血

不论伤寒还是温病，都近乎一致地遵同一个观点，即阳明既是水谷之海，也是邪浊有形终归之处，邪滞阳明胃腑都主张用下法治疗。如张仲景所说："阳明属土，万物所归，无所复传。"（《伤寒论·辨阳明病脉证并治》）温病学派在继承张仲景学术思想的基础上，叶天士认为寒温邪气虽然有异，但泄出胃肠浊邪则同，只是先后缓急不同，从而有力地扩展了通降胃肠浊邪的思路。叶天士认为："三焦不得从外解，必致成里结，里结于何？阳明胃与肠也。亦须用下法，不可以气血之分，就不可下也。但伤寒邪热在里，劫烁津液，下之宜猛；此（指湿热类温病）多为湿邪内搏，下之宜轻。伤寒大便溏，为邪已尽，不可再下；湿温病大便溏，为邪未尽，必大便硬，慎不可再攻也，以燥粪为无湿也。"（《温热经纬·叶香岩外感温热篇》）而编者认为，通降胃肠浊邪与流通气血关系密切：一是邪滞阳明往往影响胃气下降，脾胃为气机升降的枢纽，胃气不降，脾气升清受约，从而影响到全身气机，如《温病条辨·中焦》云："阳明温病，面目俱赤，肢厥，甚则通体皆厥，不瘈疭，但神昏，不大便七八日以外，小便赤，脉沉伏，或并脉亦厥，胸腹满坚，甚则拒按，喜凉饮者，大承气汤主之。"此中肢体厥冷、脉象沉实即阳明腑实气血壅滞、不能周流的表现。治疗当以通腑泄浊为主，俾腑实通，气血自能旋转，手足自温。二是"冲脉丽于阳明"（《血证论》），而冲为血海，调节人体血液的贮藏和循环，邪浊阻滞阳明，气血生化受限，常能导致血脉亏损，冲脉失调，从而影响血液的生成和运行。所以，蠲除阳明有形邪浊，顺承阳明通降之气，则可以直接调节人体气血的运行，起到恢复脏腑生机的作用。

具体而言，宋老认为阳明以润降为顺，腑实邪火可以中伤阳明之津，甚则枯竭肾脏阴液，所谓"热邪不耗胃津，必伤肾液"是也，针对于此往往急症急攻，而对于湿热痰浊壅滞肠腑，则重在轻法频下，兹举两例以证明。

1970 年秋，宋老被下放崇庆县怀远农场劳动。农场附近卫生院收治一高烧重病社员，宋老和另外两位教师被派往会诊。患者为一壮实男子，已高热十余日，身灼热而肢端发凉，神昏谵语，日晡尤甚。家属谓其频频腹泻少量清稀污水。唇舌焦裂起刺，苔黄黑而燥，口渴饮水多，汗出而热不减，脉沉细数。腹诊，觉脐周有硬结如掌大，按之病人即痛苦呻吟，拒按，可辨症结所在也。诊为阳明热盛腑实，阴液亏虚之热结旁流。此证当下，皆曰可。乃书增液承气汤全方，其中芒硝 15 克，嘱分 3 次兑药冲服。拣药者未察，将其纳入药中同煎，故病人一剂将芒硝服完。翌晨往探，已下黑硬结粪多枚，复诊时已可坐起，神清热减，脉稍缓，稍进稀粥。再投竹叶石膏汤 2 剂，以和胃、生津、清热，后以六神汤（四君子加扁豆、怀山药）加减，调理旬日而安。

**按**：此案患者为有形邪热壅滞阳明，日久阳明津液大耗，气机受遏，胃腑不通之证。邪热壅滞阳明，故高热，有形邪实阻滞，故腹部触之有硬结拒按；胃腑之气不降，邪火冲击，故可见频频腹泻少量清稀污水；津伤则口渴欲饮；邪滞阳明，气行不畅，故身灼热而肢端发凉。故宋老以增液承气汤一剂则腑气通降，诸症霍然，后续调理则愈。

李某，男，31 岁，四川师范大学教师。

1980 年 3 月 2 日来诊。自述心口痞满，按之柔软，已有年余。查前医处方为平胃散、理中汤等方加味，内服未愈。近日来，自感畏寒短气，四肢倦怠，心烦口苦，大便初头硬，舌质稍红，苔薄白，脉弦。病属阳气素虚，邪热留滞心下，致中焦气机痞塞，升降失常。治以清热消痞、扶助阳气，附子泻心汤化裁：

　　　　制附子 12 克　　　大黄 6 克　　　　黄连 10 克　　　　黄芩 10 克

枳壳 10 克 （4 剂）

服 4 剂后，自感诸症大减，又再服 4 剂，症状消除。现尚有肠鸣不舒，病属水饮内停，改投生姜泻心汤 2 剂而愈。

**按语：** 笔者认为，此案患者有阳气素虚的一面，但邪热内留，阳气不得宣达才是导致畏寒、短气、四肢倦怠的根本原因。原因有三：患者痞满之证已年余，经平胃散、理中汤辛温之剂治疗，症状未见缓解；弦脉主郁；患者有明显的胃腑邪热表现，如心烦、口苦，大便稍硬，舌质红等。笔者认为，首剂宋老以大黄黄连泻心汤加枳壳寒以清热，苦以沉降，佐一味附子既可辛温通阳，又能佐制芩、连苦寒败胃之弊，所以初服 4 剂即诸症大减。后用生姜泻心汤以辛开苦降，和胃运脾而愈。

# 学术传承

川派中医药名家系列丛书

宋鹭冰

　　宋老的学术传承，主要有三大方向，一是从其对瘟疫的研究、治疗发端，顺流而下，传承和发展我国温病学理论，主要传承人有张之文、杨宇、冯全生、郭尹玲等；二是学习、总结和发扬宋老的临床治疗外感、内伤疾病的经验，使之惠及更多民众，主要传承人有邬福昶、葛师言、王大淳等；三是继承宋老文献研究的思路和方法，整理和研究温病学派文献，主要传承人有赵立勋。学术传承图如下：

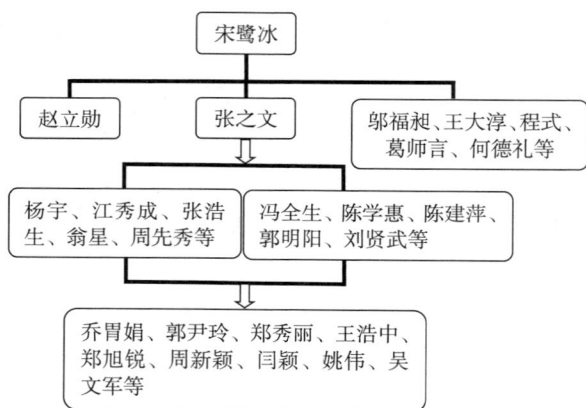

```
                          ┌──────────┐
                          │  宋鹭冰   │
                          └──────────┘
              ┌───────────────┼────────────────────┐
         ┌─────────┐    ┌─────────┐    ┌──────────────────┐
         │ 赵立勋  │    │ 张之文  │    │ 邬福昶、王大淳、程式、│
         └─────────┘    └─────────┘    │ 葛师言、何德礼等     │
                             │         └──────────────────┘
              ┌──────────────┴──────────────┐
      ┌───────────────────┐  ┌───────────────────────┐
      │ 杨宇、江秀成、张浩  │  │ 冯全生、陈学惠、陈建萍、 │
      │ 生、翁星、周先秀等  │  │ 郭明阳、刘贤武等        │
      └───────────────────┘  └───────────────────────┘
                 │                      │
      ┌──────────────────────────────────────┐
      │ 乔胃娟、郭尹玲、郑秀丽、王浩中、       │
      │ 郑旭锐、周新颖、闫颖、姚伟、吴         │
      │ 文军等                                │
      └──────────────────────────────────────┘
```

　　主要传承人介绍如下：

　　赵立勋（1934—1996），陕西省商州市人，知名中医文献学专家。1962年毕业于成都中医学院（今成都中医药大学）医学系，留校工作。曾师承中医学家宋鹭冰教授和儿科名家胡伯安先生。专长中医文献学和温病学，积有精深研究和造诣。1981～1984年任科研处副处长。1985～1993年任中医古籍文献研究所副所长、所长。1987年聘为中医文献研究员，1991年担任中医文献专业硕士学位研究生导师。1986～1989年曾由卫生部聘为全国中医药科技进步奖评审委员会委员。1995年聘为国家科学技术奖励委员会专业评审委员会学科评审组特邀评审员。他还是中华中医药学会文献分会委员、四川省中医药学会理事、四川省中医药学会医史文献专业委员会名誉主任委员。著有《湿热条辨类解》一书，以卫气营血层次编析薛生白《湿热条辨》，于湿热证治颇多发挥。撰写并发表论文多篇。

张之文（1937—　 ），汉族，祖籍四川大竹。生于四川省大竹县，中共党员，大学本科学历，主任医师，成都中医药大学教授，享受国务院政府特殊津贴专家，首届全国名中医，全国第二、三批老中医药专家学术经验继承工作指导老师，四川省名中医，四川省学术和技术带头人，四川省委首批高层次专家。1957年考入成都中医学院（今成都中医药大学）医疗系本科，1963年毕业留校工作至今，从事温病学、中医内科学的教学、医疗、科研工作。1978年任讲师、主治医师，1987年2月晋升教授。1984～1994年任温病学教研室主任。1982年由卫生部聘为全国高等医药院校中医专业教材编审委员会委员，1990年受聘任成都中医学院附属医院急重症研究室顾问。1994年由中华中医药学会聘为中华中医药学会传染病专业委员会（现更名为感染病分会）筹备成员。于20世纪90年代初牵头建立四川省中医药学会温病学专业委员会。历任中华中医药学会感染病分会副主任委员、顾问，四川省中医药学会常务理事，四川省中医药学会温病学专业委员会主任委员，四川省第一届干部保健专家，四川省中医药科教集团专家委员会委员，成都市西城区（今青羊区）第十届人民代表大会代表，成都中医药大学中医学科评议组组长，成都中医药大学学术委员会委员，成都中医药大学学位委员会委员、热病研究室主任，温病学硕士研究生导师，四川省重点课程和精品课程建设负责人等。在学术上造诣精深，临床经验独特、丰富，以擅长治疗温病著称，对温病学说研究至深，是全国著名中医温病学家，为温病学科的建设和人才培养做出了重要贡献，是现代温病学科发展的重要奠基者。率先倡导温疫学说的研究，20世纪80年代初发表著名论文"温疫学说探讨"，强调以温疫学说指导急性传染病的防治，为后来SARS及人感染猪链球菌病等急性传染病的防治产生了积极的影响。将温疫学说作为一门学科加以建设，开设温疫学课程，主编特色教材《瘟疫学新编》。提出各科感染或炎症性疾病与中医外感热病和温病相关的理论，提出建立中医感染症学，扩展了温病学领域，突出了温病学新特色。医德医风高尚，传承育人，作为全国老中医药专家学术经验继承工作指导老师，培养人才，取得了优异成绩。2003年SARS流行，作为四川省中医药防治SARS专家组成员，参与四川省中医药防治SARS方案的起草与修订，并就如何发挥中医优势在农村预防 SARS，接受新华社、北京人民广播电台、四川卫视专访，制作中医药防治 SARS 专题片，在全国产生了较好的社会效果。2005 年人感染猪链球菌病在四川省流行，作为四川省人感染猪链球菌病中医防治专家组组长，深入疫区考察，主持制订了防治方案，并为中华医学会防治该病指南撰写中医防治方案。为适应当前教学需要，主编出版了成都中医药大学特色教材《瘟疫学新编》。2008 年"5·12"汶川大地震和 2013 年"4·20"雅安芦山地震后，及时参与指导地震灾后防疫方案的制订，指导中医药灾后防疫工作的开展。为应对突发公共卫生事件的防治做出了突出贡献。提出并倡导建立中医感染病学，指导急性感染性疾病的防治。1998 年在广州召开的全国中医临床基础学科建设上，提出了建立中医感染病学。2004 年，为总结近年来中医药防治感染性疾病的最新成果，继承传统理论，并加以创新，主编出版了国家重点图书大型感染病中医专著《现代中医感染性疾病学》，得到中国工程院院士王永炎、国医大师张学文题词首肯。医德医风高尚，先后荣获全国老中医药专家学术经验继承工作优秀指导老师，优秀共产党员，成都中医药大学先进工作者、教学名师、传帮带优秀老师、抗震救灾先进个人等荣誉称号，深受患者好评。教学科研并重，公开发表学术论文 52 篇，出版专著 21 部，不少新论点被收入教材，尤其是温疫学派等研究成果对现代温病学理论的发展具有重要奠基作用，先后荣获四川省科技进步三等奖、四川省优秀教学成果二等奖、成都市科技进步三等奖等奖项。

杨宇（1953—  ），1983 年研究生毕业至成都中医药大学温病学教研室任教。曾任成都中医药大学温病学教研室主任、研究生院院长。现为博士研究生导师、四川省学术和技术带头人、四川省中医药学术和技术带头人、四川省重点学科中医临床基础学科带头人、国家中医药管理局重点学科温病学学科带头人。曾任中华中医药学会感染病分会副主任委员、四川省中医药学会温病学专业委员会主任委员。

长期从事中医温病学的教学工作，先后承担本科、七年制、西学中、留学生、硕士、博士等多层次温病学教学任务，深受学员好评。担任全国高等中医药院校中医药类专业"十二五"规划教材及高等中医药院校西部精编教材等《温病学》教材的主编。担任全国统编研究生教材、新世纪全国高等中医药院校规划教材（本科和七年制两种）、精编教材、全国中西医结合规划教材及教学参考丛书等 6 部《温病学》教材的副主编。

着力开展温病学理论文献研究，主编出版《现代中医感染性疾病学》（人民卫生出版社）、《中华大典·医学分典·温病学总部》（巴蜀书社）。主编、参编学术著作 11 种，译著 3 种，在国内外学术期刊及会议论文集发表论文 112 篇。

围绕"肺与大肠相表里"脏腑相关理论及其治法，以及温病学"主客交"理论与脏器纤维化的相关性开展实验研究，主持国家"973"项目子课题及国家自然科学基金项目等国家级课题共 4 项，主持或参与省部级、厅局级科研课题共 11 项，获四川省科技进步三等奖 1 项。探索中医经典课堂教学如何提高学生中医辨证思维能力，主持的教学改革项目获四川省教学成果奖一等奖。先后赴日本、法国、美国、德国、新加坡、泰国、韩国等国家进行学术交流。

在教学与研究中，抓住温病学是由众多的温病学专著汇集而成、其各家之说互有短长、互存质疑与论争、内容丰富、绚丽多彩的显著特征，并认为这是继承和发展温病学的重要源泉与精华之一。为此，多年潜心从温病学学术流派的角度，力图高屋建瓴、执简驭繁地对温病各家之说进行挖掘整理，从而深化和拓展研究温病学的深度和广度。其初步研究心得已形成专章，为全国统编研究生教材《温病学理论与实践》采纳。

研究中深感温病学最重要的学术渊源为《伤寒论》，强调深究仲景之说乃研习温病学之本，方能知其"所以然"，温故知新；明析温病学之理，更能体味《伤寒论》为活水源头及其发展流向。以方证对应研究为途径，注重温病学与《伤寒论》的紧密联系，对温病治法方药进行挖掘梳理，力求源流清晰，理法方药一线贯通。不仅明显提高教学质量，且将其有效治法和方药应用于感染性疾病、老年性疾病，以及肺系、胃肠等多种病症，取得较好疗效，并积累了较丰富的临床经验。

冯全生，医学博士，教授，博士生导师，长期从事温病与感染病研究。第三批全国老中医药专家学术经验继承人，国家中医药管理局张之文全国名老中医药专家传承工作室负责人，四川省学术和技术带头人，四川省名中医。中国中医药研究促进会温病分会会长，中华中医药学会感染病分会副主任委员，中华中医药学会防治艾滋病分会副主任委员，世界中医药学会联合会温病专业委员会副会长，中华中医药学会学术传承分会副主任委员。国家传染病科技重大专项、国家自然科学基金评审专家。

主编国家卫生和计划生育委员会"十三五"规划教材《温病学》、全国中医药行业高等教育"十三五"创新教材《瘟疫学》、"十三五"全国普通高等教育中医药类精编教材《温病学》。近年先后主持国家科技重大专项和国家自然科学基金等多项课题。主编、副主编专著十余部，公开发表学术论文70余篇；获四川省和成都市科学技术进步奖、四川省高等教育优秀教学成果奖、四川省青年科技奖、中华中医药学会首届中医药传承高徒奖、霍英东教育基金会高等院校青年教师奖等。

郭尹玲，医学博士，副教授，成都中医药大学温病学教研室主任。从事温病学科研、教学、临床工作12年。四川省中医药管理局学术技术带头人后备人选，张之文全国名老中医药专家传承工作室骨干。主持或参研省部级以上科研课题10余项，其中主持国家自然科学基金1项、教育部博士点青年教师基金1项、四川省中医药管理局课题1项。公开出版著作12部，其中主编1部，副主编3部，公开发表学术论文40余篇。

论著提要

川派中医药名家系列丛书

宋鹭冰

　　宋老一生坎坷，早年历经战火，颠沛流离；年富力强之时，又逢"文化大革命"；后来昭雪平反，已年近耄耋。所以，宋老遗留下的资料很少，由其弟子编辑整理的《宋鹭冰温病论述及疑难杂证经验集》一册，书中收录六篇宋老亲撰的对温病源流及温病几个问题的分析，以及宋老及其门人后生整理的医案数百则，编者勉从此书入手，窥探其学术精妙。

　　其关于温病理论的论述，多系由宋老早年温病授课的讲稿整理而成，分为"温病学说的起源和发展""温病学的形成、发展和展望""温病概论""温病的新感与伏气问题""温病与温疫的关系""中医治疗钩端螺旋体病的理论和方法"，以下为部分内容摘要：

## 一、温病学说的起源和发展

　　"温病学说的起源和发展"选自宋老 1958 年为成都中医药大学中医进修班编印的《温病学讲义》。该书中，宋老站在历史的高度，阐述了温病学如何在伤寒体系下生根、萌芽，并发展壮大的过程，并从现实实用的角度认为温病虽然脱胎于伤寒，但在目前的情况下，伤寒与温病共建统一的外感热病学体系是大势所趋，二者需要求同存异，共谋发展。

　　具体而言，宋老认为在《内经》时代，热病学理论都统归在伤寒门下，虽然有新感和伏气之称，但与后世温病学的新感和伏气截然不同，其说新感是伤寒，伏气是温病，但该温病仍是寒邪引起的，所谓"冬伤于寒，春必病温"即是此意。虽然如此，但《内经》还是提出了热病的泄热养阴的治疗原则和具体饮食禁忌，为后世热病学的发展构建了基本的理论框架。

　　《难经》出，将温病与伤寒的关系明朗化，其明确提出广义伤寒包含五类：中风、伤寒、湿温、热病和温病，并主以脉象区别五种伤寒。值得一提的是关于温病的脉象，《难经》认为"温病之脉，行在诸经，不知何经之动也，各随其经所在而取之"，这与后世温病学派所认识的"伏温之病，随经可发"，脉无一定的认识是一致的。

《伤寒论》是中医外感热病学的创世之作，其所提出的六经辨证思想至今仍广泛应用于临床。宋老认为《伤寒论》是研究广义伤寒的著作，但不可否认，该书是详于寒而略于温的，对于温病的阐述只是点到为止，并没有形成系统化的认识。后世王叔和整理《伤寒论》，扩展了温病的种类，叙述了各种温病的鉴别，如其对于《内经》"冬伤于寒，春必病温"的演绎，即中而即病为伤寒，中而不即病，邪气伏郁，发于春天为温病，夏暑所发为暑病，影响了后世很多的温病学家。

时至宋代，医家渐渐感到以《伤寒论》的方药治疗温热类疾病不相适宜，所以开始在方药上逐渐加入寒凉之品，如朱肱依循季节变化在夏至前加黄芩，夏至后加入石膏、知母等味。后至刘守真创立"热"的概念，立方主用清凉，创制了很多治疗热病的方药，如凉膈散、双解散等，温病学说才进入萌发时期。

元代的王安道是温病学发展史上划时代的人物。他首次从病因、病名、症状三个方面将伤寒与温病区分了出来，并提出温病之热是自内之外，温病不得混称伤寒，治疗上必须使用辛凉清解法，从而把温病学说大大地向前推进了一步。

明清以近，先是吴又可创立瘟疫学说，并反对《内经》以来的六气病因说及王叔和的伏寒变热说，提出戾气、募原等新概念，扩展了温病学说的内容。叶天士充分吸收了吴又可的学术思想，创立温病卫气营血的辨证纲领，从而使温病的诊断和治疗形成了独立的体系，温病学说进入成熟时期。后吴鞠通发展了三焦辨证，王孟英力取诸贤之妙，完成了集温病大成之作——《温热经纬》，从而使温病学说彻底脱胎于伤寒，并形成了自己的理论体系，走上了真正独立发展的道路。

## 二、温病学的形成、发展和展望

该文是宋老于 1980 年为全军中医温病学习班所做的专题讲座。

全文包含三个部分，在"温病学的形成"一节中，宋老历述了温病学的发展历程，并阐明了温病与伤寒的关系："《伤寒论》着重讨论外感热病的寒化证，而温病学则着重讨论外感热病的热化证。尽管《伤寒论》中一些方剂亦可治疗温病（实际上是伤寒日久化热及误治化热证），而讨论表里热证方面的叙述确实较少，缺陷较多，因而实不足以满足辨治温邪为病的需要。由于寒邪和温邪伤人致病都是外感发热的疾病，故都称为热病，而寒与温两个方面发病的变化，均有其内在的联系，可以说是外感疾病中的两个方面。"基本厘清了温病与伤寒的关系。

事物总会向精细化方向发展，温病也不例外。温病学逐步发展壮大后，面对繁复的病名，温病学家开始试图对这些病名进行分类，并最终形成了将温病分为温热和湿热两大类的分类原则。宋老在温病学的发展中阐述这一发展的重要意义，并结合诸家思想，具体分析了温热类温病和湿热类温病的致病特点、病机传变和治疗原则，从而使温病学在这一分类原则下能够更加有效地指导临床辨证论治。

在第三部分"温病学的展望"中，宋老分别从抗高热抗休克（痉厥闭脱）、防治急性传染病和感染性疾病、剂型改革三个方面，展现了温病学近几年的发展成果，探索了温病学理论在新时期的发展方向，值得深思。

## 三、温病概论

这是一篇系统介绍温病学基本理论的文章。

文章主体分为两个部分：第一部分，宋老详加介绍了温病的性质、病因和临床分类，认为温病是阳胜伤阴的急性外感热病，除新感外，多伏气为病，温病学包含疫疠在内；温病的病因不仅指外感六淫、疫疠、温毒等，人体的内部环境也是致病因素，所谓"藏于精者，春不病温"即是此意；温病的临床分类除了吴鞠通提出的九分法外，医家多主张将温病按照是否夹湿分为温热类温病和湿热类温病。

第二部分，宋老先述温病卫气营血辨证总则，再论新感温病与伏气温病的传变规律，后指出叶氏"辨营卫气血虽与伤寒同，若论治法，则与伤寒大异也"的"同"与"异"的具体内涵，并据此点明叶氏弃六经辨证不用的理由。吴鞠通自述其研究叶氏学问数十载，而写成《温病条辨》一书，并在该书中系统地阐述了其温病三焦辨证的思想。该辨证思想因其准确的脏腑定位获得了医家的认可，但也因不能有效反映温病的传变规律而受人诟病。宋老在介绍完卫气营血辨证的规律后认为，可以从方证对应的角度将卫气营血辨证和三焦辨证结合使用，从而将温病分为初期、中期和末期，如初期再因其证候特点而分为银翘散证和桑菊饮证；中期分为已入气分证和渐入营分证，已入气分又因其兼夹邪气不同而分为气分热炽的白虎汤类证、里结胃肠的承气汤类证、兼夹痰湿的温胆汤类证。渐入营分证则列举了清营汤去黄连证、玉女煎去牛膝加元参方证；温病末期为温邪久稽不解、下焦真阴欲竭的阶段，宋老将其分为热闭心包证、热深动血证、阴伤血耗证三个阶段，每个阶段又列举了证候治方。

## 四、温病的新感与伏气问题

新感温病与伏气温病是温病学因其发病规律的不同而做出的分类。一般而言，新感温病邪自外受，由气分传入血分；而伏气温病是伏热内结，由血分发出气分，其病因可由外受，亦可内生，总不外"怫热郁结"为患。但由于伏气温病常可由新感引发，所以二者也不可截然区分。

在这篇文章中，宋老主要从两个方面着眼，第一是详细阐述了古代医家对于新感和伏气温病的认识，特别是对伏气温病的原因、伏气的性质、伏气潜伏的部位尤当注意。第二部分主要涉及临床实用的问题，宋老认为抓住脉证治法来认识新感与伏气的精神实质，体会新感与伏气的临床意义十分必要。因为证候是中医研究问题的基础，温病的新感与伏气都是以证候为辨识的依据，而通过脉证可以收集客观的证候。只有辨清证候，才能立法不错，治方准确。宋老引述先贤论述，讨论了新感与温病在证候治法方面的异同，肯定了新感和伏气温病存在的临床意义和实用价值，有力地回应了医家否认伏气温病存在的不当性。

## 五、温病与温疫的关系

研究温病与温疫的关系之前，必须先明确温疫和瘟疫的关系。因为有医家否认瘟疫和温疫是同一疾病，认为从字面来看，瘟疫强调疾病的流行性，而温疫则重点在传染病的寒温属性上，并且有寒疫的存在，怎么能认定温疫与瘟疫是同一疾病呢？针对这些问题，宋老在这篇文章中首先引用温疫大师吴又可的话来证明，即"后人去氵加疒为瘟，即温也……不可因易其文，以温瘟为两病"，并且提出了所谓寒疫"为非时之气的伤寒",并非疫病,从而确立了温疫即是瘟疫的结论。

而针对温病与温疫的关系,宋老则从吴又可与叶(天士)薛(生白)吴(鞠通)诸家的学术渊源关系上得出"温病之法可治疗温疫"的结论。因为叶天士等医家的温病治疗体系早已将吴又可的瘟疫学说吸收进去,并加以了融合与发挥,如在叶氏著作中常见的口鼻、募原、中道等概念即是明证。

## 六、中医治疗钩端螺旋体病的理论和方法

这篇文章是宋老1960年撰写的关于中医辨证治疗钩端螺旋体病的专题论述,曾多次在成都市医学会和发病地区做过报告,对推动、指导当时中医药防治钩端螺旋传病起到了积极的作用。

文章分为三个部分,分别为中医对本病的认识,中医治疗本病的基本原则和中医治疗本病的方法。这是宋老在亲入疫区获得第一手中医资料后,结合中医认识疾病的基本思路而撰写的防治钩端螺旋体病的"指南"。编者以为其对现代传染病的防治仍有很大的借鉴意义,以下具体介绍:

如何运用传统中医理论认识急性传染病,是防治的关键。宋老的思路是先以发病季节和证候特点为基础分析疾病的范畴,认清病种,分辨证型是第二步,对本病的兼病及重型并发症详加分析是第三步,如此才能对于此急性传染病获得比较完备的认知,为下一步的治疗提供理论基础。如宋老从季节和证候属性分析,当时的钩端螺旋体病属于暑温、湿温一类疾病;对于本病兼见的黄疸,宋老认为仍需按照湿热轻重辨证施治以取效;而对于本病重型病人出现的咯血痰和肺部大出血的情况,宋老认为有肺受外热侵袭、肺脏原有伏热和他脏伏温上灼于肺三种可能。

中医倡导理法方药一线贯穿,认识疾病后,就需要在战略的高度对本病列出治疗原则,宋老认为"扶正祛邪"是治疗此类疾病的大原则。

在中医治疗本病的方法一节中,宋老依据对该病的中医认识列出清气化湿、清肺保津、清热化瘀三大治疗方法,且在每一法下给出治疗方药及加减化裁方法。在病后调理中,宋老主张除注意饮食休息外,尚需根据患者体质状况,分辨

其湿热轻重、阴阳受戗的情况，予灵活用药。

　　总的来讲，宋老防治钩端螺旋体病的思路就是按照中医治疗疾病的逻辑去认识和治疗的，以证候、时节为分析疾病范畴的材料，以古今医家的相关认识为理论基础，结合中医防治疾病的基本原则，给出治疗的具体方法，列举方药及加减法则以备临床参考，并着力分析并发症及重症的防治，当然临床还需灵活变通而不失辨证论治的基本法则。只有按照中医理论认识和治疗才能获得良好的疗效，正如宋老所说："在 1958 年秋季，我们运用中医治疗温热病的法则，收治 36 例病人，均获痊愈，这说明中医学不仅能治慢性疾病，就是治疗急性传染病，疗效依然很好。"

# 学术年谱

川派中医药名家系列丛书

宋鹭冰

1905 年，出生于四川省三台县潼川镇。

1933 年，考取行医执照。

1934 年，于重庆开业行医。

1941 年，任战时内迁三台东北大学特约医师。

1942 年，倡办"草堂书院"。

1956 年，调入成都中医进修学校任教。

1978 年，担任成都中医药大学中医内科学硕士研究生导师。

1985 年，因病逝世，享年 80 岁。

参考文献

## 一、书籍

［1］何德礼，赵立勋. 宋鹭冰温病论述及疑难杂症经验集［M］. 程式，张发荣，校订. 成
都：四川科学技术出版社，1992.

［2］叶天士. 临证指南医案［M］苏礼，整理. 北京：人民卫生出版社，2006.

［3］吴瑭. 温病条辨［M］. 南京中医药大学温病学教研室，整理. 北京：人民卫生出版社，
2005.

［4］王孟英. 温热经纬［M］. 南京中医药大学温病学教研室，整理. 北京：人民卫生出版
社，2005.

［5］叶桂. 温热论［M］潘静娟，点校. 上海：上海第二军医大学出版社，2012.

［6］张景岳. 类经［M］范志霞，校注. 北京：中国医药科技出版社，2011.

［7］赵绍琴. 赵绍琴医学全集［M］. 北京：北京科技出版社，2012.

［8］吴谦. 医宗金鉴［M］. 郑金生，整理. 北京：人民卫生出版社，2006.

## 二、论文

［1］姚鸣春，罗碧如，兰开蔚. "活力甦"抗衰老的实验研究——对人体抗氧化酶类的影响
［J］. 成都中医学院学报，1985（3）：17-20.

［2］宋鹭冰. 臌胀［J］. 四川医学，1981，2（4）：219-221.

［3］宋鹭冰，何德礼. 暑风（病毒性脑膜脑炎）一例治疗纪实［J］. 成都中医药大学学报，
1978（2）：46-49.

［4］何德礼，王哲善，柴乐易. 宋鹭冰医案医话选（二）［J］. 成都中医学院学报，1979，
5（2）：38-40.

［5］何德礼. 宋鹭冰医案医话选（三）——当归四逆汤临床应用的体会［J］. 成都中医学
院学报，1979，8（3）：21-25.

［6］何德礼. 宋鹭冰医案医话选（四）——鼻衄治验14例［J］. 成都中医学院学报，

1979，11（4）：27–30.

［7］王哲善，何德礼，葛师言.宋鹭冰医案医话选（五）——温毒发斑［J］.成都中医学院学报，1980，2（1）：24–26.

［8］何德礼，葛师言.宋鹭冰医案医话选（六）——眩晕治验［J］.成都中医学院学报，1980，8（4）：33–36、18.

［9］陈光明.宋鹭冰医案医话选（七）——脱证一例治验分析［J］.成都中医学院学报，1981（1）：15–17.

［10］葛师言.宋鹭冰医案医话选（八）——治历节痛风案［J］.成都中医学院学报，1981（2）：24–25.

［11］葛师言.宋鹭冰医案医话选（九）［J］.成都中医学院学报，1981（4）：3–25.

［12］邬福昶，葛师言.宋鹭冰医案医话选 消渴治验六则［J］.成都中医学院学报，1982（4）：6–9.

［13］李斯炽，卓雨农，宋鹭冰，等.治疗瘟疫（钩端螺旋体病）的初步总结［J］.成都中医学院学报，1958（1）：19–23.

［14］宋鹭冰，葛师言.中医外感热病的回顾与进展［J］.四川医学，1982，3（2）：70–72.

［15］陈彬.宋鹭冰传［J］.绵阳地方志通讯，1987（3）：21–22.

［16］葛师言.宋鹭冰教授治疗喘证验案四则［J］.贵阳中医学院学报，2000，38（4）：9–11.

［17］赵立勋.宋鹭冰学术成就与经验简介［J］.四川中医，1992（10）：10–12.

［18］何德礼，王哲善，柴易乐.虚发斑（原发性血小板减少性紫癜）［J］.成都中医学院学报，1979，2（1）：32–36.

［19］吴文军，郭尹玲.论川派中医药名家宋鹭冰流通气血三法［J］.国医论坛，2015（1）：23–26.